DE LA MORVE

DES SOLIPÈDES.

HISTOIRE DE LA MORVE, — RÉSUMÉ DE SES CAUSES, — DISTINCTION DE SES ESPÈCES. — CONTAGION ET NON-CONTAGION. — MOYENS DE POLICE SANITAIRE. — USAGE DES DÉBRIS CADAVÉRIQUES. — CONTAGION A L'ESPÈCE HUMAINE.

PAR O. DELAFOND,

PROFESSEUR DE PATHOLOGIE, DE THÉRAPEUTIQUE ET DE POLICE SANITAIRE A L'ÉCOLE ROYALE VÉTÉRINAIRE D'ALFORT.

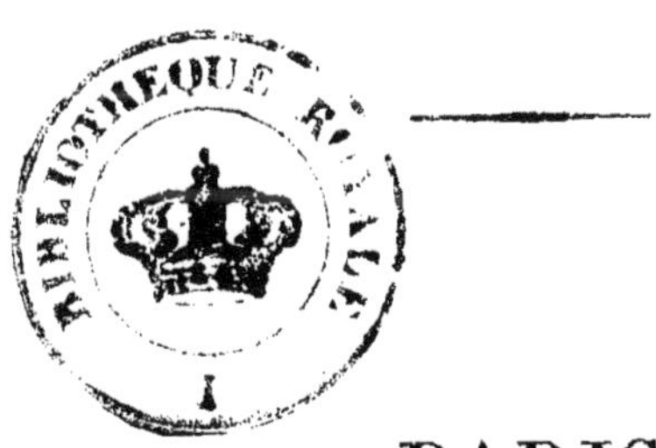

PARIS.

BÉCHET JEUNE,

LIBRAIRE DE LA FACULTÉ DE MÉDECINE,

PLACE DE L'ÉCOLE DE MÉDECINE, 4.

IMP. ET FONDERIE DE FÉLIX LOCQUIN ET COMP.,
rue Notre-Dame-des-Victoires, 16.

DE LA MORVE

DES SOLIPÈDES.

Histoire de la morve, — résumé de ses causes, — distinction de ses espèces. — Contagion et non contagion. — Moyens de police sanitaire. — Usage des débris cadavériques. — Procédés de désinfection. — Contagion à l'espèce humaine.

Histoire. — La morve des solipèdes est connue depuis la plus haute antiquité ; les symptômes si frappans qui la caractérisent, son incurabilité, la propriété de se transmettre toujours par contagion qu'on y a rattachée, ont, de tout temps, frappé les agriculteurs, les hippiatres, les médecins et les vétérinaires, dans toutes les parties du globe. Attaquant le cheval, l'âne et le mulet, cette redoutable affection, dont le siège et la nature ne sont pas encore bien connus de nos jours, est fréquemment sporadique, quelquefois enzootique, rarement épizootique. La température, les saisons, les climats, l'espèce des animaux, leur âge, leur constitution, influent généralement peu sur son apparition ; cependant elle est plutôt le triste partage des chevaux habitant les pays froids et humides, que celui de ceux séjournant dans les localités chaudes et sèches, ou froides et sèches.

Les saisons de l'année, dans notre pays du moins, ne paraissent que peu ou point exercer d'influence sur son développement, bien que les froids humides, les longues variations atmosphériques y contribuent quelquefois. Les chevaux de troupe, en France particulièrement, ceux attachés aux services actifs, de poste, de diligence, les chevaux de place des grandes villes, ceux attachés à de grands établissemens de roulage, de hallage, sont généralement plus souvent attaqués de la morve que ceux réunis en petit nombre chez diverses personnes, attachés à de petits transports ou à la culture des champs.

Il n'existe pas dans l'espèce cheval de maladie plus formidable que la morve; presque tous les animaux qu'elle attaque en sont victimes, c'est à peine si sur cent chevaux qui en sont atteints on peut en guérir dix. Aujourd'hui, plus qu'à toute autre époque, on connaît mieux les véritables causes de la morve; mais notre intention n'est point de les faire connaître avec détail. Nous dirons seulement que les fatigues longues, soutenues et très pénibles, qui usent profondément tous les ressorts de l'organisation, qui épuisent les ressources destinées à l'entretien de la vie; que l'alimentation long-temps continuée avec des alimens avariés ou peu nutritifs, incapables d'entretenir, de fortifier, de nourrir en un mot convenablement les organes, et de ramener l'équilibre détruit par les pertes qu'ils éprouvent dans l'exercice de leurs fonctions ; que le séjour des chevaux dans des lieux froids et humides, peu aérés et sombres, dans lesquels la transpiration cutanée insensible est incomplète, ou la transpiration sensible est suspendue, arrêtée un grand nombre de fois, sont les trois grandes causes majeures de la morve. Les animaux jeunes, d'une constitution débile, soumis à leur influence, en sont les premières victimes. Autour de ces causes principales viennent se grouper une infinité d'autres causes déterminantes, telles que les longues souffrances, la présence de maladies chroniques, internes ou externes, les résorptions morbides de toutes espèces qui ont lieu pendant le cours de beaucoup de maladies; mais ces dernières sont généralement les plus rares.

Lorsque la morve se déclare parmi des chevaux réunis en grand nombre, toujours on doit en accuser les causes séparées ou réunies dont il s'agit : leur action est lente et cachée ; l'effet qui les suit, ou la morve, n'apparaît qu'après deux mois, six mois, quelquefois une année, et en général lorsque l'économie, profondément altérée dans sa composition intime, devient malade dans toutes ou dans quelques unes de ses parties : alors ce n'est point un seul animal qui est attaqué; les faibles comme les forts, les vieux comme les jeunes, presque tous, aprè un temps toujours en rapport avec la force de leur constitution, contractent enfin cette redoutable maladie.

Voilà quelles sont les véritables causes de la morve, celles sur lesquelles on n'a point assez insisté pendant long-temps, celles dont l'effet est si patent et si bien reconnu aujourd'hui, celles qui feraient taxer d'ignorantes, qui feraient nommer coupables, les personnes qui élèveraient la voix pour chercher à les révoquer en doute, celles dont on a dédaigné d'étudier les effets, parce qu'elles ont toujours été masquées ou éloignées par la cause puissante et sans cesse en vue de tout le monde, *la contagion.*

En France la morve fait périr un très grand nombre de chevaux. Dans les régimens de cavalerie les pertes sont énormes; elles s'élèvent annuellement à des millions de francs : chez les maîtres de poste, les relayeurs de diligence, les propriétaires de grandes entreprises de voitures publiques, elle porte la désolation ou la ruine; et malheureusement, dans ces tristes circonstances, c'est la contagion qui est accusée, c'est elle qui se présente partout; c'est elle qu'on cherche à détruire; et au nombre des victimes que la maladie a faites, des pertes qu'elle a occasionnées, la terrible idée de contagion suscite, amène encore d'autres pertes : les harnais, les couvertures, les objets de pansement, de nettoyage sont détruits; les râteliers, les auges, sont rabotés, blanchis ou brûlés; les écuries sont réparées, et quelquefois démolies, ressources trop souvent impuissantes, nouvelles dépenses tout à fait inutiles. Nous pensons ici remplir un devoir impérieux en nous occupant sérieusement de la contagion de la morve, et en cherchant de tout notre pouvoir à prouver si aujourd'hui comme autrefois on doit rattacher à la contagion le développement de cette maladie dans la plupart des circonstances où elle se montre.

Dans la grave question dont il s'agit, irons-nous invoquer l'opinion des agriculteurs, des hippiatres grecs et latins, ainsi que celle des maréchaux, des hippiatres du XVIe et du commencement du XVIIe siècle? Assurément non. Tout en rendant justice aux connaissances que pouvaient posséder Absirte, Végèce, Aristote, Massé, Duts, et les écuyers tels que Garsault, Laguérinière, Solleysel, Gaspard Saulnier nous devons repousser aujourd'hui ces opinions usées, parce qu'elles n'ont point été le résultat de connaissances fondées sur la nature de la morve et d'observations bien faites. Elles ne méritent qu'un juste dédain, et ne sont d'aucun poids.

Nous arrivons à une date plus rapprochée, à celle de la création des écoles vétérinaires, époque où la médecine des bestiaux acquit tout à coup un grand perfectionnement en s'échappant des mains des maréchaux ignorans et des écuyers, pour passer dans celles de Bourgelat, de Lafosse, et de quelques médecins. Chercherons-nous encore à cette époque, qui est celle de la fin du XVIIe siècle, à nous aider des lumières de Bourgelat et des praticiens Lafosse père et fils ? nous ne le pensons pas. Bourgelat admet, ainsi que Lafosse fils, la contagion de la morve. Lafosse cherche à faire des distinctions; il motive son opinion, il reconnaît une morve *proprement dite* de tous les jetages qu'on désignait sous le nom de morve, et c'est *celle-ci seulement qu'il croit contagieuse*; mais cet auteur, aussi bien que Bourgelat, ne fait aucune distinction entre ce qui touche la morve chronique, et la morve aiguë.

Le praticien Chabert est arrivé après ces deux hommes instruits. Pendant les trois quarts de sa vie vétérinaire, Chabert a dit peut-être plus que personne que la morve *était contagieuse*; ses adeptes, Gilbert, M. Huzard père, Desplas, ont appuyé cette opinion; et ses nombreux élèves, forts de la parole de leur maître, accordant toute confiance à un homme aussi expérimenté et aussi compétent que l'était alors Chabert sur cette matière, répétèrent cette opinion et la propagèrent. Cependant, vers la fin de sa vie, l'opinion de Chabert fut ébranlée; il l'abjura, ou plutôt Fromage de Feugré et Chaumontel *écrivirent en son nom* dans le *Dictionnaire d'agriculture* que la morve n'était pas contagieuse (1).

A cette époque naquit le doute partout sur la propriété contagieuse de la morve, et bien que Cole

---

(1) Dictionnaire d'agriculture pratique de l'abbé Rosier, t. 4, article MORVE.

man, Delabère-Blaine, Clarck en Angleterre; que Frenzel, Viborg, Volstein, Schreber, Sander, Kersting, Kruger, en Allemagne; que Brugnone en Italie, répétaient que la morve était contagieuse, ce doute grandit, se fortifia, et bientôt il fut suivi d'observations, d'expériences qui vinrent presque le changer en certitude. En 1810, le professeur vétérinaire Gohier, avec l'aide de quelques expériences, chercha à relever l'opinion des contagionistes au nombre desquels il se comptait; mais ces expériences, dont la valeur était contestable, parce qu'elles avaient été faites sur des sujets prédisposés à la morve, ne firent que redoubler le zèle des partisans de la non contagion et de ceux qui doutaient encore à ce sujet. Bientôt M. Godine jeune arriva, après *Fromage de Feugré* et Chaumontel, avec une série de faits et d'observations de *non contagion* qui frappèrent au cœur les contagionistes; aussi se réveillèrent-ils, et c'est alors qu'on a entendu dire à M. Huzard père, en faisant l'éloge du vétérinaire César, *qu'on avait fait dire des sottises à Chabert.*

Pénétré que la morve n'était point contagieuse, M. Dupuy, ancien professeur à l'école vétérinaire d'Alfort, arriva avec un autre genre de preuve. M. Dupuy étudia le siège et la nature de la morve, il dit qu'elle était due à des causes éloignées, qu'elle s'annonçait à l'extérieur long-temps après son existence dans l'économie, que les altérations morbides qui la constituaient étaient de nature tuberculeuse, et qu'on ne pouvait raisonnablement admettre qu'une semblable maladie fût contagieuse. Quelques faits fortifièrent cette opinion fondée.

L'ouvrage de M. Dupuy fut publié en 1817, et depuis cette époque les opinions des vétérinaires se trouvant partagées entre la contagion et la non contagion, beaucoup d'entre eux cherchèrent à s'éclairer mutuellement en recueillant des faits, en faisant des expériences. Il est digne de remarque qu'à dater de cette époque la question de non contagion et de contagion s'embrouilla plutôt qu'elle ne s'éclaircit. Une foule d'opinions, d'idées, de faits opposés les uns aux autres, furent publiés, et bientôt on ne s'entendit plus. Cependant, il faut le dire, on chercha alors à faire des distinctions dans la nature de la morve. Gilbert le premier avait parlé d'une morve aiguë; M. Dupuy revint sur cette distinction, qu'il blâma et adopta tour à tour dans son ouvrage. Mais plus tard MM. Hamont et Prévost cherchèrent à faire connaître cette variété de morve. De nos jours la question pendante est de savoir : 1° s'il existe sur les chevaux *une morve aiguë* et *une morve chronique*; 2° si ces deux espèces de morve ont des caractères pathologiques univoques, différentiels, et facilement reconnaissables; 3° si on doit rattacher les faits de contagion de la morve rapportés jusqu'à ce jour à la morve aiguë seulement, ou bien tout à la fois à la morve aiguë et à la morve chronique.

Nous désirons jeter quelque jour sur ces questions

envisagées sous le point de vue de police sanitaire. Nous avons beaucoup étudié depuis une dixaine d'années les diverses espèces de maladies auxquelles on a donné le nom générique de morve; et, afin de mieux être d'accord sur le présent et de mieux s'entendre à l'avenir, nous allons, dans le but d'éclairer les vétérinaires sur les distinctions de leurs espèces, donner, dans un tableau synoptique et comparatif, les caractères pathognomoniques de la morve chronique, de la morve aiguë et du coryza gangréneux, ou mal de tête de contagion, pendant la vie, et ceux aussi des altérations pathologiques que ces trois maladies laissent après la mort. Cette question capitale éclaircie, nous rapporterons les faits de non contagion et de contagion, tant de la morve chronique que de la morve aiguë; et de l'exposé de ces faits, de quelques explications physiologiques, nous chercherons à vider, s'il y a lieu, l'importante question de la contagion ou de la non contagion de la morve. Nous ferons découler de l'éclaircissement de cette question les mesures sanitaires applicables à la morve chronique et à la morve aiguë. (Voyez le tableau ci-contre.)

Maintenant que nous avons ait connaître les caractères distinctifs des trois espèces de maladies connues sous le nom de morve, il nous sera facile de discuter sur leur propriété contagieuse. Commençons par la morve chronique.

De la contagion de la morve chronique.

Que la morve chronique soit une altération des humeurs, ainsi que l'ont dit les vétérinaires de l'école de Bourgelat et de Chabert; qu'elle soit de nature tuberculeuse, cancéreuse, scrophuleuse, inflammatoire et chronique, ou calcaire; qu'elle ait son siége dans toute l'économie, ou seulement dans la membrane nasale, dans le poumon, dans le système lymphatique; que tous ces organes, ces systèmes soient affectés primitivement ou consécutivement, peu nous importe: dans la question de contagion, ce dont il faut être d'accord c'est sur ce point, à savoir : que la morve débute long-temps après les causes qui l'ont suscitée; qu'elle a une marche lente, une durée indéterminée; qu'elle s'accompagne de lésions morbides toujours d'ancienne formation; qu'elle revêt, en un mot, tous les caractères d'une maladie essentiellement chronique. Existe-t-il maintenant parmi les centaines de maladies qui affligent l'espèce humaine une maladie essentiellement chronique, dont la propriété contagieuse soit bien démontrée ? Une seule se présente; c'est la syphilis. La phthisie pulmonaire, les scrophules, les maladies cancéreuses, les affections cutanées anciennes de l'homme étaient réputées contagieuses depuis un temps immémorial; aujourd'hui l'expérience, l'observation ont démontré le contraire.

Parmi les nombreuses maladies à type chronique

de nos animaux domestiques en rencontre-t-on une seule qui soit évidemment contagieuse? *Aucune*, que nous sachions. Or, pourquoi la morve ferait-elle donc exception? Nous le demandons, est-il possible de trouver, parmi tous les caractères que cette maladie présente, un seul qui soit à comparer avec ceux si nombreux, si tranchés des maladies positivement contagieuses? Non. Toutes les maladies contagieuses ont un type aigu ou sur-aigu; les causes qui leur donnent naissance sont généralement inconnues; les symptômes qui les signalent sont constans, univoques; leur marche est très rapide, leur durée courte; leur terminaison, quoique souvent variable, est généralement malheureuse; toutes ont un virus connu, palpable, transmettant la maladie par l'inoculation. Or, ce sont précisément tous les caractères opposés qui appartiennent à la morve. Cette simple comparaison physiologico-pathologique suffirait donc seule pour convaincre les hommes de bonne foi que la morve chronique ne peut et ne doit point être contagieuse.

On a dit et répété bien des fois que la communication de chevaux sains avec des chevaux morveux donnait la morve aux premiers; que l'usage de quelques objets qui auraient servi à des chevaux affectés de morve, comme brides, licols, selles, harnais, couvertures, seaux, étrilles, éponges, brosses, époussettes, souillés de virus morveux, transmettaient la contagion. On a été plus loin; on a dit que les vapeurs de la transpiration cutanée et pulmonaire, que les miasmes provenant des excrémens, des urines, de la matière du jetage, même des débris cadavériques, étaient capables de propager la contagion à distance, et d'infecter l'air des écuries pendant long-temps; et les règlemens sanitaires applicables à la morve, basés sur ces idées, ont prescrit et ordonné, sous peine de fortes amendes, la séquestration, l'abattage des chevaux morveux, l'enfouissement entier des cadavres, la désinfection ou la destruction des lieux qui avaient recélé les chevaux et des objets qui leur avaient touché et servi, règlemens qui sont encore en vigueur aujourd'hui.

Eh bien ! si maintenant, à l'aide de faits nombreux et positifs, d'expériences concluantes, nous prouvions que des chevaux en bonne santé ont cohabité, mangé, travaillé avec des chevaux morveux; que d'autres ont été pansés, couverts, harnachés avec des objets ayant servi à des chevaux atteints de morve; que d'autres ont séjourné dans des écuries longtemps habitées, infectées de morve; que d'autres ont été inoculés dans le nez, sur la pituitaire, sous la peau, avec la matière provenant du jetage; que plus de cent chevaux ont été soumis à ces diverses épreuves et n'ont point contracté la morve, que devrait-on penser de la contagion de cette maladie? De bonne foi, si avec de tels faits la non contagion de la morve chronique n'est pas encore positivement avérée, au moins la contagion qu'on lui accorde pourra être fortement ébranlée.

Nous avons recherché minutieusement toutes les tentatives ainsi que toutes les observations qui ont été faites pour prouver la non transmission de la morve chronique à des chevaux parfaitement sains, et nous avons pensé qu'il était important de les faire connaître réunies et classées par ordre de date dans le tableau ci-après, en indiquant la source où nous les avons puisées, afin que nos lecteurs puissent s'assurer par eux-mêmes de leur exactitude et de leur véracité. (Voyez le tableau ci-contre.)

Il résulte de ces recherches que 130 chevaux, depuis l'âge de trois mois jusqu'à celui de quinze ans, propres à différens services et généralement en bon état, ont eu des rapports avec des chevaux morveux à divers degrés ;

Que sur ce nombre quatre-vingt-treize ont cohabité, mangé et travaillé avec des chevaux atteints de la morve, savoir :

1 pendant 15 jours.
7 pendant 1 mois.
20 pendant 2 mois.
26 pendant 3 mois.
1 pendant 4 mois.
19 pendant 5 mois.
7 pendant 6 mois.
1 pendant 7 mois.
8 pendant 8 mois.

1 pendant 9 mois.
10 pendant 1 an.
1 pendant 1 an 1/2.
10 pendant 2 ans.
1 pendant 3 ans.
1 pendant 4 ans.

Et 13 pendant un temps qui n'a point été indiqué, sans qu'aucun d'entre eux ait contracté la morve;

Que, indépendamment de la cohabitation avec des animaux morveux, *douze* ont été inoculés sur la pituitaire, avec de la matière du jetage provenant de chevaux morveux à divers degrés; qu'ils ont eu un flux par les naseaux avec présence d'ulcérations aux endroits piqués, engorgement des ganglions de l'auge; mais que tous ont guéri sans aucun traitement peu de temps après avoir offert ces signes maladifs;

Que *onze* ont été inoculés par le simple contact de virus morveux injecté journellement dans les cavités nasales, ou déposé sur la pituitaire à l'aide d'éponges et de tampons qui en étaient imprégnés, ou introduit dans la peau entourant les naseaux à l'aide de frictions, sans qu'aucun d'eux ait contracté la morve;

Que *quatre* ont été allaités par des jumens morveuses, sans aucun résultat;

Que *deux* ont travaillé long-temps avec des harnais ayant servi à des chevaux morveux, sans avoir la morve;

Enfin, que tous ces chevaux ont été vus et examinés un mois au moins, et six ans au plus après l'épreuve à laquelle ils ont été soumis et sont toujours restés parfaitement sains.

Des raisons que nous avons fait valoir, des faits nombreux et authentiques que nous venons de rapporter, nous serions donc en droit de conclure que la morve chronique n'est point contagieuse ; mais comme on a recueilli et publié des observations qui tendent à infirmer cette conclusion, nous allons maintenant rapporter celles-ci, et discuter la valeur et l'importance qu'on doit leur accorder, avant de nous prononcer définitivement sur la non contagion qui nous occupe.

REVUE CRITIQUE DES EXPÉRIENCES ET DES FAITS TENDANT A PROUVER LA CONTAGION DE LA MORVE.

1° *Expériences du professeur vétérinaire Gohier. Année* 1809.

Première expérience. — *Anon de quatre mois.* — Injection dans les naseaux d'une demi-verrée de matière du jetage *d'un cheval morveux au troisième degré.* — Le troisième et le quatrième jour, léger engorgement des glandes ; flux léger par les narines ; —les jours suivans, jetage abondant et sanguinolent; — gonflement des ailes du nez ; — chancres larges et nombreux ; — éruption boutonneuse sur le nez ; — faiblesse très grande ; — mort le onzième jour. — *Autopsie.* — Chancres du côté gauche de la nasale; — vives traces d'inflammation du côté droit; — ganglions mésentériques tuméfiés.

Quatrième expérience. — *Anon de cinq ans.* — Introduction dans les naseaux de la matière du jetage *d'un cheval morveux au dernier degré*; — le sixième jour, flux par les naseaux; — chancres sur la nasale; — engorgement des ganglions; — le neuvième, respiration très gênée; — flux très abondant; — faiblesse très grande; — mort le dixième jour. — *Autopsie.* — Tous les viscères sont sains, excepté la nasale qui est couverte de chancres.

Cinquième expérience. — *Anon de six mois.* — Pendant trois jours introduction dans le nez d'un tampon d'étoupe imprégné de morve provenant d'un cheval morveux dont Gohier n'indique pas l'état; — cinquième jour, inflammation vive de la pituitaire; engorgement des ganglions; — le septième, respiration gênée; air expiré fétide; chancres sur la nasale; — le onzième, symptômes plus prononcés; engorgement d'un membre postérieur jusqu'au jarret; — le quatorzième, boursouflement des ailes du nez; — air expiré très fétide; — faiblesse très grande; — mort. — *Autopsie.* — Ulcérations à l'endroit où le tampon a porté sur la pituitaire; — cornets noirâtres ainsi que l'ethmoïde; — poumons, quelques traces d'inflammation.

Troisième expérience. — *Cheval âgé de dix ans.* — Plaie suppurante à la queue, avec ulcère fistuleux profond, suite de l'opération de la queue à l'anglaise faite récemment ; — dépôt sur la pituitaire de la matière du jetage de l'ânon inoculé, faisant le sujet de la première expérience ; — le neuvième jour, glandes et chancres avec flux nasal ;—le trente-unième jour, apparition du tétanos ; mort.

Nous ferons remarquer 1° que Gohier n'a point fait connaître la nature de la morve qu'il a inoculée, puisqu'il signale seulement les degrés de morve indiqués par Chabert ; 2° que la maladie communiquée a eu une marche rapide accompagnée de tuméfaction des ailes du nez, d'éruption boutonneuse à la peau, d'engorgement des membres et d'une grande faiblesse ; 3° que la mort a eu lieu les dixième, onzième et quinzième jours qui ont suivi l'inoculation. Or, l'ensemble de tous ces caractères maladifs, la marche rapide, la terminaison mortelle de la maladie qui a été le résultat de ces tentatives, sont des caractères qui appartiennent à la morve aiguë, morve que contractent facilement les ânes, et que Gohier a inoculée sans la connaître (1) ; et, en outre, il est avéré pour nous que l'âne a transmis la morve aiguë au cheval faisant le sujet de la troisième expérience. Ainsi, sur six exemples de contagion rapportés par Gohier, quatre appartenant à la morve aiguë doivent donc en être soustraits. Voyons la valeur des deux autres.

(1) A l'époque où Gohier a fait ces tentatives (1809), on ne connaissait point encore la morve aiguë.

Sixième expérience. — Cheval de seize à dix-huit ans, un peu maigre, portant une fistule ancienne au garrot. — A l'aide des barbes d'une plume, dépôt sur la nasale de la matière du jetage d'un cheval morveux. Cette opération est répétée pendant quatre jours. — Le quatrième jour, léger engorgement des ganglions de l'auge ; — le sixième, jetage ; — le dix-huitième, apparition de chancres ; — le vingtième, faiblesse très grande ; — mort. — *Autopsie.* — Chancres sur la nasale seulement.

Deuxième expérience. — Jument de douze ans. — Même procédé d'inoculation. — Le neuvième jour, deux chancres assez larges sur la pituitaire de la cavité nasale gauche ; — engorgement léger des ganglions ; — jetage peu abondant ; — les seizième et dix-septième, amélioration dans l'état des chancres ; — flux nasal léger ; — le vingt-neuvième, faiblesse très grande ; — mort. — Point d'autopsie.

Expériences faites sur de vieux animaux, dont l'un porte une fistule ancienne au garrot, cause fréquente de morve ou de farcin. — Sur tous les deux se déclarent des chancres à l'endroit frotté par la plume seulement ; — sur l'un, le seizième jour, les chancres commencent à se cicatriser : tous les deux meurent de faiblesse. — Ces animaux, certes, étaient prédisposés à contracter la morve ; ils l'auraient peut-être eue sans l'inoculation ; et d'ailleurs, s'ils avaient pu vivre, il est plus que certain qu'ils auraient guéri spontanément, ainsi que les chevaux inoculés par MM. Lessona et

Beugnot. Ces deux dernières tentatives ne peuvent donc avoir rien de concluant. Gohier en est convenu lorsqu'il a dit : «On objectera peut-être que, la plupart des expériences dont il vient d'être question ayant été faites sur des animaux âgés, ou affaiblis par des travaux forcés, par une mauvaise nourriture, etc., on ne peut point en déduire des conséquences aussi rigoureuses que si elles eussent été faites toutes sur des animaux jeunes et jouissant encore de toutes leurs forces. Cette objection est fondée; mais je n'ai pu faire autrement. »

Tentatives de contagion par la cohabitation. — Les expériences faites par Gohier sont au nombre de six. Trois vieux chevaux ont été mis en cohabitation avec des chevaux morveux pendant un mois : ils ne contractèrent pas la morve. Un âne et deux chevaux affectés de farcin furent mis en cohabitation dans la même écurie et pendant le même temps; sur tous les trois le farcin s'agrandit et se multiplia, puis ils devinrent morveux.

Gohier conclut que ces trois animaux ont contracté la morve. Cette conclusion est certes erronée, car tous les jours ne voit-on pas des chevaux affectés de farcin devenir morveux par le fait de l'extension et de la persistance de la maladie; et d'ailleurs ne sait-on pas que le farcin et la morve sont deux maladies de la même nature? Ces expériences ne sont donc point concluantes. Les trois premières, au contraire, sont en faveur de la non contagion.

Tentatives par les objets ayant servi à des chevaux morveux.—Six expériences.— Deux chevaux, deux ânes et un mulet sont recouverts avec des couvertures provenant de chevaux morveux et attachés avec des licols ayant également appartenu à des chevaux atteints de cette maladie, les uns pendant huit jours, les autres pendant quinze à vingt jours. Aucun ne contract la morve.

Un âne âgé de quinze ans, couvert de gale ancienne, est attaché avec un licol et recouvert avec une couverture ayant servi à des chevaux morveux. — Le troisième jour, muqueuse nasale de la cavité droite très enflammée; — le quatrième, air expiré fétide; — boursouflement des ailes du nez et de la face; — le cinquième, chancres sur la pituitaire; — tuméfaction considérable des ailes du nez; — dyspnée suffocante; — mort le sixième jour.

Ouverture : — Chancres sur la pituitaire. Rien de remarquable du reste. — Gohier a conclu de ces tentatives que les objets qui avaient servi à des chevaux morveux pouvaient transmettre la morve. Nous le demandons, un âne couvert de gale ancienne et âgé de quinze ans n'était-il pas prédisposé à contracter la morve? ne pouvait-il pas avoir cette maladie sans la présence de la couverture et du licol provenant de chevaux morveux? Et d'ailleurs l'animal est mort le cinquième jour, après avoir présenté tous les symptômes de la morve aiguë. Cette tentative de transmission ne peut donc avoir rien de concluant non plus.

Tentatives de transmission par l'inoculation du virus morveux. — Wolstein avait dit que la morve se communiquait en introduisant le virus morveux dans une plaie faite à la peau. Vitet avait avancé le contraire. Gohier a tenté de résoudre ces opinions contradictoires par l'expérience, en insérant du virus morveux dans des plaies faites sur différentes parties du corps.

Sur un mulet, un âne et trois chevaux, on fit des plaies aux environs des naseaux, aux joues et à l'encolure; on y déposa de la matière du jetage de chevaux morveux. — De petits ulcères se déclarèrent aux endroits inoculés, les ganglions de l'auge se tuméfièrent un peu, mais *aucun de ces animaux, tous vieux et en mauvais état, ne contracta la morve.*

Un mulet, trois ânes et un ânon, dans l'espace intermaxillaire desquels on fit une plaie dans laquelle on introduisit et maintint, par des points de suture, des *ganglions sympathiques malades provenant de chevaux morveux, ne furent point non plus affectés de morve.*

Delabère-Blaine rapporte dans son ouvrage (1) que *Coleman* ayant transfusé le sang de la carotide d'un cheval morveux dans la jugulaire d'un âne

(1) Notions fondamentales sur l'art vétérinaire, t. 3, p. 217.

parfaitement sain, ce dernier avait contracté la morve ; que ce vétérinaire prit de la matière du jetage des naseaux de cet âne pour inoculer un autre âne, qui fut atteint aussi de la morve. Gohier répéta encore ces essais. Deux chevaux, une jument, une mule et deux ânes, dans la jugulaire desquels on fit passer depuis trois livres jusqu'à six livres de sang tiré de la jugulaire ou de la carotide d'animaux morveux, *périrent du premier au cinquième jour, sans présenter, pendant la vie, aucun signe de morve.*

Ainsi, sur trente-deux animaux soumis à diverses tentatives de contagion de la morve, trois ânes seulement contractent positivement la morve ; dans tous la maladie offre les caractères de la morve aiguë et ne se prolonge pas au delà de quinze jours. Voilà donc le résultat des expériences de Gohier, dont on a tant parlé ; que tous les contagionistes ont prônées comme étant décisives ; qui ont fait dire que la morve était contagieuse, sans spécifier de quelle espèce de morve on entendait parler ! Pour nous ces expériences prouvent seulement que Gohier, sans le savoir, a transmis la morve aiguë à trois ânes, et qu'il n'a pu transmettre la morve chronique aux vingt-neuf autres animaux sur lesquels il a expérimenté.

M. Gérard a publié dans le *Recueil de médecine vétérinaire*, année 1827, des exemples de contagion de la morve : quatre chevaux affectés de morve, deux atteints de farcin furent placés dans une écurie avec quatre chevaux de réforme en bon état : tous les jours et à diverses reprises, au moyen d'un pinceau, on introduisait de la matière du jetage dans les naseaux. Le trente-deuxième jour trois de ces chevaux devinrent morveux, et le quatrième farcineux : tous furent abattus, et on rencontra les lésions appartenant à la morve. Cette expérience serait concluante si M. Gérard eût bien spécifié que ces quatre chevaux morveux étaient bien atteints de la morve chronique; mais comme il ne l'a point fait, on peut douter de l'espèce de morve qu'il a communiquée.

M. D'Arboval, à l'article Morve de son *Dictionnaire de médecine et de chirurgie vétérinaire*, fait connaître plusieurs exemples de contagion de la morve observés par lui-même; les voici : « Une écurie était infectée par la morve depuis long-temps, le fermier se décide au sacrifice de tous ses chevaux, et fait procéder à une désinfection complète de l'écurie; il achète d'autres chevaux et les introduit dans cette écurie; ils contractent la morve : une nouvelle écurie est bâtie, de nouveaux chevaux y sont introduits, gouvernés et nourris comme les précédens, et ils ne contractent point la morve. Donc que l'écurie était infectée; donc que les nouveaux chevaux achetés ont contracté la morve due à cette infection. » Nous ferons remarquer que M. D'Arboval ne dit pas quelle était l'espèce de morve dont les chevaux avaient été atteints; il ne dit point non plus si l'écurie était très salubre, et dès lors on peut admettre aussi bien l'insalubrité de l'écurie comme cause de morve que la contagion, surtout après une bonne désinfection.

M. D'Arboval est appelé pour visiter un cheval qu'un général venait d'acheter, lequel était glandé et jetait des deux narines. Il n'est point jugé morveux et mis à côté d'un cheval très sain. Quinze jours après le cheval suspect est reconnu morveux et abattu ; le cheval sain est isolé ; mais deux mois après il donne des signes de morve ; au bout de six mois il est chancré, et on l'abat.

Un charbonnier place deux chevaux dans une auberge ; il s'aperçoit que l'auge est salie par de la matière morveuse ; il s'efforce de la nettoyer et repart le lendemain : ces deux chevaux sont bientôt morveux, et abattus comme tels.

Un maître de poste fait visiter un cheval à M. D'Arboval ; il était glandé et jetait du côté gauche ; il était placé à côté d'un cheval sain : l'animal morveux est abattu la nuit suivant le jour de la visite. Le cheval sain est mis à part : six semaines après il est morveux et abattu.

Voici un exemple qui pour l'auteur est bien plus remarquable : En 1807 la rumeur publique, dit M. D'Arboval, fait connaître que la morve existe sur les chevaux d'un entrepreneur de charrois militaires à Boulogne et à Montreuil-sur-Mer. Le maire de cette dernière ville commet un vétérinaire de l'arrondissement pour faire la visite de l'écurie signalée. Qu'arrivet-il? L'entrepreneur s'entend avec un faux maquignon et le vétérinaire. Celui-ci constate que ce n'est pas la morve, que ce n'est qu'un échauffement; et le maquignon se charge de tous les chevaux réellement morveux qui sont pour la plupart répartis entre plusieurs petits maquignons sans fortune comme sans recours, et par eux disséminés sur différens marchés des environs. On en a vu plus de vingt à la file les uns des autres exposés en vente sur un seul franc marché d'Hucquelier. Il est résulté de ces manœuvres blâmables que l'arrondissement de Montreuil-sur-Mer s'est bientôt trouvé infecté de la morve, surtout vers le canton d'Hucquelier ; les arrondissemens de Boulogne-sur-Mer et de Saint-Omer qui en sont voisins en ont, presqu'en même temps, ressenti les atteintes. Elle s'est ensuite propagée aux autres arrondissemens du Pas-de-Calais. Et, la main sur la conscience, M. D'Arboval dit n'avoir pas trouvé d'autres causes que la contagion pour expliquer la propagation du mal.

Nous admettons volontiers ces divers exemples de contagion, mais nous demandons encore une fois si la contagion était due à la morve aiguë ou à la morve chronique? M. D'Arboval se tait à cet égard. Ainsi donc voilà des exemples de propagation de la morve dont il est impossible de s'emparer pour prouver la contagion, parce qu'on n'a fait aucune distinction de l'espèce de morve, et cependant l'auteur leur fait jouer un très grand rôle, bien à tort selon nous, pour prouver la contagion dont il s'agit.

Voici maintenant les seuls faits qui tendraient à prouver que la morve chronique s'est transmise par contagion, parce qu'on y retrouve, assez bien circonstanciés, les caractères qui se rattachent à cette maladie. Ils sont au nombre de trois, et appartiennent à M. Dandre, vétérinaire à Paris. M. L*** achète un cheval; cinq jours après l'achat il portait au côté gauche de l'auge une glande grosse comme une petite noix, adhérente et légèrement douloureuse ; la narine du même côté offrait à son orifice des croûtes formées par la matière jaune verdâtre qui en découlait ; la pituitaire avait une teinte pâle, mais ne laissait voir aucune trace d'ulcère. Après un mois de traitement, la pituitaire devint blafarde, fut envahie par des ulcères à bords irréguliers, denticulés, petits et rares d'abord, puis nombreux, larges et profonds; le cheval fut, malgré son apparence de bonne santé, sacrifié comme irrévocablement morveux.

Dans l'écurie où était logé ce cheval, un cheval anglais, une jument mecklembourgeoise, jeunes et en bon état, cohabitaient avec lui. Un cheval étranger de race normande fut déposé dans la même écurie : le cinquième jour ce dermier présente des signes de morve ; cinq semaines après il est abattu morveux. Quatre mois après les deux autres chevaux sont morveux et également sacrifiés. L'écurie où logeaient ces animaux n'était pas très saine, mais jamais on n'y avait remarqué de chevaux morveux. Le travail, la nourriture, n'ont pu être accusés comme cause du développement de la morve.

Tels sont pour nous les trois seuls faits bien circonstanciés de contagion de la morve chronique. Nous connaissons particulièrement la sincérité et la bonne foi de celui qui les a publiés, mais on voit qu'ils font pour ainsi dire exception à une masse d'autres faits non moins concluans, non moins bien observés en faveur de la non contagion. On dira : Si ces faits ont existé, pourquoi d'autres, tout à fait semblables, ne se rencontreraient-ils pas à l'avenir? D'accord. Il peut en exister d'autres qui sont ignorés. D'accord encore. Nous désirons à l'avenir que ces faits soient précieusement inscrits dans les annales de la science, avec tous les détails qu'ils comportent et qui peuvent entraîner la conviction; et s'il en est d'autres qui soient ignorés, les vétérinaires qui les possèdent devraient se faire aujourd'hui un devoir de les faire connaître. La question est assez digne d'intérêt pour qu'on s'en occupe, et qu'elle soit définitivement vidée par les hommes de l'art et du métier.

Quant à nous, notre opinion est que la *morve chronique n'est point contagieuse*. Mais nous nous empresserons de l'abdiquer lorsque le contraire sera suffisamment démontré; nous ne sommes point, quand même, anti-contagioniste de la morve;

nous ne demandons pas mieux que d'être convaincu et de reconnaître notre erreur.

M. le Ministre de la guerre vient d'ordonner que des chevaux sains et morveux seraient mis à la disposition d'une commission nommée par lui pour faire des essais de contagion. Espérons que ces tentatives, faites avec authenticité et par des hommes compétens, décideront cette importante question par la négative ou l'affirmative (1).

De la contagion de la terminaison de la morve chronique au troisième degré, avec changement de nature par suite de résorption purulente, ou de la prétendue morve aiguë entée sur la morve chronique.

Nous avons dit que la morve chronique très ancienne entraînait une altération générale des liquides circulatoires, laquelle amenait un changement dans la nature de cette morve. Parvenue à cet état, la morve chronique acquiert-elle la propriété contagieuse? Sa contagion fait-elle naître la morve aiguë ou toute autre maladie? Ces questions méritent d'être traitées avec attention.

M. Dupuy, en parlant de cette terminaison maladive qu'il appelle *terminaison typhoïde* (page 223 de l'*Affection tuberculeuse*), avance, sans preuves,

(1) Les expériences se font maintenant à l'école d'Alfort et dans une ferme située à huit lieues de Paris.

qu'elle est capable de transmettre la contagion de la morve à la manière des maladies typhoïdes. Les faits et l'observation peuvent seuls décider cette question. Voici ce qui a été observé.

En 1827, à l'école de la vénerie de Turin on déposa plusieurs fois du mucus, provenant du jetage d'un cheval affecté de morve chronique passée à l'état aigu, sur la membrane nasale d'un cheval sain. Quatre jours après : — gonflement douloureux des glandes de l'auge ; — pituitaire rouge. — Ces phénomènes morbides disparurent insensiblement les jours suivans.

Dans le courant de juillet 1827, M. Renault, professeur à l'école d'Alfort, plaça un cheval soumis à l'influence de résorption purulente suite de morve chronique, entre deux vieux chevaux en mauvais état et disposés à contracter la morve. *La cohabitation dura un mois; ils ne contractèrent point la morve ni d'autres maladies.*

M. Vatel a rapporté (dans le *Recueil de médecine vétérinaire*, année 1829) un exemple de contagion de cette terminaison de la morve chronique à un cheval parfaitement sain qui avait cohabité avec l'animal malade, et qui fut tué plus tard comme incurable. M. Vatel ajoute ensuite : « Cette observation nous a excité à injecter la matière du jetage de cette espèce de morve dans les narines de chevaux sains, et nous nous sommes assurés par cette voie qu'elle était contagieuse. Nous avons aussi plusieurs fois placé des chevaux abandonnés à l'école d'Alfort entre des chevaux affectés de cette maladie, et ils l'ont contractée. Quant à nous, sur cinq chevaux, vieux, et amenés à l'école d'Alfort, et sur quatre jeunes chevaux abandonnés à cette école, nous avons cherché, par le simple dépôt de la matière du jetage dans les naseaux et par la cohabitation, à transmettre cette maladie ; sur deux d'entre eux seulement cette transmission a eu lieu bien positivement. »

Ces faits, ces tentatives ne sont pas, selon nous, assez nombreux pour décider de la contagion ou de la non contagion pendant le changement de nature de la morve dans la terminaison dont il s'agit.

De la contagion de la morve aiguë.

Le début prompt de la morve aiguë, les symptômes qui la signalent, sa marche rapide, sa courte durée, les altérations cadavériques locales et générales qu'elle laisse voir à l'autopsie des cadavres ; tout annonce les caractères d'une maladie aiguë promptement mortelle et capable de se transmettre par contagion. Les faits suivans vont appuyer cette proposition :

Les trois ânes inoculés par Gohier, et morts des suites de la contagion du dixième au quinzième jour, sont des exemples qu'il faut rapporter à la contagion de la morve aiguë.

En 1787, les docteurs Arnaut et Roulin, et le vétérinaire Lapole, ont tenté quelques expériences à

Saint-Domingue pour prouver la contagion de la morve des mulets. En voici deux qui se rattachent à la morve aiguë (1) :

Deux mules très saines, jeunes et vigoureuses, sont logées, nourries et abreuvées pendant le jour seulement avec des mulets affectés de morve aiguë bien confirmée.

Premier sujet. Le huitième jour après la communication, jetage glaireux ; — engorgement des membres ; — le quinzième, fièvre ; — muqueuse nasale d'un rouge vif ; — le vingtième, matière du jetage épaisse, jaune, striée de sang ; — ulcération sur la pituitaire ; — yeux larmoyans ; — respiration suffocante ; — tristesse très grande ; — perte de l'appétit ; — sacrifiée le vingt-unième comme incurable ; — les lésions morbides ont été mal décrites ; — durée de la maladie pour parvenir à l'état incurable, vingt-un jours.

Deuxième sujet. Cohabitation pendant vingt-quatre jours ; — le vingt-cinquième, *alimentation avec des plantes imprégnées de la matière du jetage ;* — le vingt-sixième, tristesse ; — excoriation sur le dos ; — le vingt-huitième, respiration fréquente ; — jetage glaireux par les naseaux ; — le trentième, rougeur vive de la pituitaire ; — jetage plus abondant ; — le quarantième, jetage sanguinolent ; — gêne de

(1) Recherches sur les maladies épizootiques de St-Domingue, page 123.

la respiration; — ganglions de l'auge très gros; — *mort* par effusion de sang le quarante-cinquième jour.—*Autopsie* : — ulcérations nombreuses sur la pituitaire. — Durée de la maladie, vingt jours. Ces deux exemples de contagion ne laissent rien à désirer.

En 1819, M. Cosson, vétérinaire, voit un cheval offrant les symptômes suivans : — muqueuse nasale d'un rouge violet, recouverte d'ulcères à base large, offrant aussi quelques petites taches noirâtres comme des têtes d'épingle ; — jetage jaunâtre, grumeleux, d'une odeur fétide ; — ganglions sous-linguaux légèremement tuméfiés ; — respiration laborieuse et bruyante. — Ce cheval resta pendant vingt-quatre heures avec trois autres chevaux ; *peu de temps après les deux voisins contractent la morve aiguë, et celle-ci offre tous les caractères ci-dessus indiqués : tous les trois sont sacrifiés et offrent les lésions particulières à cette espèce de morve.*

M. Patron a rapporté dans le *Recueil de médecine vétérinaire* (1828) un exemple de contagion de la morve sur un poulain âgé de trois mois, d'une belle venue et très bien portant. Ce jeune animal fut placé à côté d'une jument morveuse présentant les signes de la morve au deuxième degré, et fut pansé avec les objets destinés à cette jument ; voici ce qui arriva : Le onzième jour après la cohabitation, tristesse ; engorgement du membre postérieur, qui se prolonge depuis le sabot jusqu'au jarret.

— Le seizième, rougeur de la membrane pituitaire du côté gauche; — légère glande de l'auge, du même côté. — Le dix-septième, augmentation de tous ces symptômes ; — éruption à l'encolure de petits boutons ressemblant à du farcin. — Le dix-huitième, nasale très rouge ; — jetage blanc ; — ébrouemens fréquens. — Le vingt-unième, jetage jaunâtre; — muqueuse très rouge, ulcérée. — Le vingt-troisième, respiration pénible due au gonflement des ailes du nez ; — éruption boutonneuse sur toute la surface du corps. — Le vingt-cinquième, le poulain meurt suffoqué. — La maladie parcourt toutes ses périodes en quatorze jours. — *Autopsie* : —Pituitaire d'un rouge extrêmement foncé; —ulcérations nombreuses, à bords relevés et irréguliers, l'ayant détruite en grande partie : —ces ulcérations naissent de boutons blanchâtres contenant une matière grumeleuse et épaisse; —mucus filant et jaunâtre dans les cornets et les sinus. — Voici certes un exemple bien constaté de la contagion de la morve. M. Patron, il est vrai, n'a point noté l'état de la jument morveuse; mais les caractères qui ont signalé la morve aiguë du poulain font fortement présumer qu'elle était atteinte de la même maladie.

Voici des exemples rapportés par M. D'Arboval dans l'article Morve de son *Dictionnaire de médecine et de chirurgie vétérinaires.*

Un cheval vif et violent, âgé de quatre ans, nommé le *Deucalion*, est mis en communication avec un cheval morveux : il *contracte une morve très aiguë*, qui passe à l'état chronique. Une jument bretonne est placée à côté du Deucalion, *elle contracte une maladie semblable.* Les harnais de cette jument sont portés une dixaine de fois par une autre jument également bretonne, bien saine ; *elle devient morveuse.* Ces trois animaux contagionnés ont été abattus long-temps après. Ces faits, quoique manquant des développemens désirables pour bien convaincre le lecteur, sont cependant assez positifs pour qu'ils méritent d'être cités.

« Nous connaissons, ajoute l'auteur, une écurie assez considérable *où une morve très aiguë* a fait de grands ravages dans l'année 1823 ; elle s'est déclarée successivement *sur deux chevaux nouvellement achetés*, et aussitôt mis en communication avec les autres chevaux de l'écurie, et *sur trois ânes* qu'elle a fait périr, parce qu'ils avaient eu des rapports avec ces deux chevaux dans la cour et dans les pâtures closes, enfin, *sur le cheval d'un propriétaire des environs*, qui a eu quelques rapports avec ces chevaux morveux. »

Voici d'autres exemples de contagion. M. Gaullet, vétérinaire, a récemment publié les faits suivans : Une jument âgée de neuf ans est atteinte d'un jetage et est placée avec d'autres chevaux : un mois après, M. Gaullet constate : — Rougeur de la pituitaire ; — engorgement des ganglions ; — jetage grisâtre ; — quelques boutons saillans sur la pituitaire. — *La bête guérit.* — Parmi les chevaux avec lesquels cette jument séjourna pendant le mois qui suivit la vente, *trois contractèrent la morve et en périrent.* Ces animaux étaient bien logés, les alimens de bonne qualité, ils n'étaient employés qu'au labour. Nous regrettons sincèrement que M. Gaullet n'ait donné aucuns détails sur la morve de ces trois derniers chevaux, et que ceux relatifs à la jument qui a transmis la contagion ne soient pas mieux circonstanciés. Il est probable, attendu la guérison, que la bête était affectée de morve aiguë, morve que n'aura pu constater M. Gaullet, puisqu'il n'a été appelé qu'un mois après le début du jetage.

Un poulain de quatre ans, de race distinguée, présente tout à coup les symptômes suivans : — jetage par les naseaux d'une matière verdâtre, sanguinolente; — pituitaire boursouflée dans les deux naseaux, et recouverte de chancres; — respiration laborieuse et sifflante; — ganglions de l'auge tuméfiés et sensibles au toucher; — il est sacrifié. — Pendant la durée de la maladie, un poulain de même âge a séjourné avec l'animal morveux, à l'écurie et au pâturage; il contracte la morve, qui revêt chez lui un caractère moins aigu. Ces deux poulains fréquentaient et travaillaient quelquefois avec onze chevaux de charrue : *trois d'entre eux devinrent morveux au point qu'on fut obligé de les sacrifier.*

Une jument de cabriolet, âgée de sept ans et pleine de dix mois, appartenant à un fermier de la

Bretagne, présente tous les caractères de la morve aiguë : on la traite, mais on l'isole dans une prairie où elle est mise en liberté. Pendant ce temps un cheval entier s'échappe de la ferme et passe la nuit avec la jument morveuse; dix à quinze jours après il est affecté de morve aiguë : un mois plus cette tard jument, dont la morve avait diminué d'intensité, met bas un poulain, qui, quatre ou cinq jours après, est atteint de la même maladie. Ces trois animaux furent sacrifiés; il n'y eut point d'autres victimes. Ce fait nous a été communiqué par notre confrère M. Rosselin. Voici quelques faits qui nous sont particuliers :

Le 15 octobre 1829, étant alors attaché comme chef de service à la clinique des hôpitaux de l'école d'Alfort, un cheval de six ans, de trait, est acheté au marché aux chevaux de Paris par un propriétaire de Saint-Mandé. En arrivant du marché le cheval acheté est placé dans une écurie avec deux autres chevaux. Deux jours après, le propriétaire amène le cheval acheté à l'école; il présente tous les symptômes de la morve aiguë à son début : — jetage glaireux, jaunâtre; — pustules sur la pituitaire avec chancres entourés d'une aréole rouge; — gonflement léger des ailes du nez; — empâtement des ganglions de l'auge. — Nous déclarons au propriétaire que le cheval est morveux, et lui conseillons d'intenter l'action en garantie contre son vendeur. Le cheval est ramené chez le propriétaire et placé dans une écurie separée : dix jours après, les deux chevaux qui avaient cohabité deux jours et deux nuits seulement avec le cheval morveux sont atteints de la morve aiguë. Nous les avons visités, et ils furent sacrifiés. Le propriétaire n'alla point trouver son vendeur; il revendit ce cheval à bon marché à un malheureux voiturier du Pont-de-Saint-Maur qui possédait deux chevaux en assez mauvais état. Ces deux animaux transportaient les pierres du fond d'une carrière à son entrée. Le cheval morveux séjourna deux jours et une nuit, et il travailla pendant ce temps avec les deux chevaux sains. Dix jours après ces trois chevaux sont amenés à l'école; nous avons reconnu d'abord le cheval morveux que nous avions déjà visité : les deux autres chevaux avaient la morve aiguë à son début. Tous les trois furent vendus à l'équarrisseur.

Voici un autre fait recueilli dans le département du Loiret : la morve aiguë se déclare parmi six chevaux appartenant à un fermier de la Solegne; trois avaient déjà été sacrifiés : un poulain de quatre ans qui avait cohabité avec eux est vendu à un autre fermier, demeurant à quatre lieues du domicile du vendeur. Ce poulain est placé parmi quatre chevaux bien portans : cinq jours après le poulain contracte la morve aiguë; il meurt le huitième jour : les quatre autres chevaux du malheureux acheteur contractent la morve aiguë, et en meurent également. M. Alibran, vétérinaire, nous a fait voir ces derniers chevaux ; ils avaient réellement la morve aiguë.

Un propriétaire possesseur d'un âne et d'un mulet va loger à 4 lieues de son domicile, chez un aubergiste et maître de poste à Neuvy-sur-Loire (Nièvre). La morve tant aiguë que chronique enlevait alors les chevaux de la poste : l'âne et le mulet séjournèrent pendant douze heures dans une petite écurie où l'on avait placé récemment des chevaux morveux, huit jours après l'âne et le mulet contractent la morve aiguë au domicile du propriétaire, et ils en meurent. Ce fait intéressant a été recueilli par notre frère, vétérinaire alors à Saint-Amand, qui a vu les chevaux du maître de poste, puis ensuite l'âne et le mulet atteints de la morve.

Trois chevaux appartenant à M. Coulon, fermier à Sucy, habitaient en 1832 la même écurie ; l'un d'eux est atteint subitement par la morve aiguë : cet animal est immédiatement sacrifié et ses deux voisins sont isolés dans une autre écurie. Cinq jours après cet isolement, ces deux derniers chevaux sont atteints de la même maladie ; ils sont aussi sacrifiés. Quatre chevaux jouissant de la meilleure santé étaient logés dans une autre écurie, distante de plusieurs mètres de celle dans laquelle la morve s'est déclarée : quelques jours après un charretier place un de ces quatre chevaux, pendant plusieurs heures, dans l'écurie infectée par les deux chevaux atteints en second lieu, deux jours après les symptômes de la morve aiguë se déclarent sur ce cheval, qui est sacrifié immédiatement. La maladie a épargné les trois autres chevaux, à l'égard desquels l'isolement complet a été rigoureusement observé. Ce fait a été recueilli par notre collègue M. Rigot, qui nous l'a communiqué.

Il résulte des faits exposés ci-dessus que vingt-quatre chevaux ou jumens, trois poulains, sept ânes et trois mulets ont été atteints de la morve aiguë; total : trente-sept; que trente-trois de ces animaux ont contracté cette maladie par la cohabitation de huit à dix jours au plus; que trois l'ont eue après le séjour dans des écuries infectées, et un après avoir porté des harnais imprégnés de virus.

Ces faits sont-ils assez nombreux et assez positifs pour faire conclure que la morve aiguë est contagieuse? Assurément oui. Mais cependant, malgré toute leur importance, il reste encore beaucoup à faire sur ce beau sujet de recherches; car il est intéressant de savoir :

1° Si la morve aiguë est contagieuse depuis son début jusques et y compris ses terminaisons;

2° Si, pendant son déclin et dans le moment où, par des moyens curatifs appropriés, elle marche vers la guérison, elle est encore contagieuse;

3° Si, passant de l'état aigu à l'état chronique, elle conserve en revêtant ce dernier type la propriété de se communiquer;

4° Si elle se transmet par virus volatil, et à quelle distance de l'animal se répand la contagion;

5° Quel est le temps d'incubation de la maladie communiquée ;

6° Si les jeunes animaux, les chevaux de race distinguée, les ânes et les mulets, sont plus aptes à contracter cette maladie que les chevaux communs et de race bâtarde.

Ce n'est, nous le répétons encore ici, que des expériences bien faites qui pourront éclaircir toutes ces questions, lesquelles méritent de l'être sous beaucoup de rapports. Le gouvernement est intéressé dans leur solution, et c'est à lui à les faire décider, dans l'intérêt de la science, de l'agriculture et de la conservation des chevaux de guerre.

Contagion de la morve gangréneuse.

Quelques vétérinaires ont pensé que cette maladie ayant de l'analogie avec les maladies charbonneuses, elle pouvait comme celles-ci se transmettre par contagion fixe et volatile. Nous avons étudié cette maladie avec beaucoup d'attention dans ses causes, ses symptômes et sa durée; nous avons recherché avec soin les altérations cadavériques qu'elle laisse après la mort; et ces observations nous ont convaincu qu'elle n'était point de nature charbonneuse, mais bien le résultat d'une altération générale du sang avec dépôt et séparation des élémens de ce fluide dans toutes les parties déclives, et notamment des organes très vasculaires. La promptitude de la séparation des élémens du sang recueilli dans un hématomètre pendant la vie, le gonflement du nez, les ecchymoses de la membrane nasale, des conjonctives, l'engouement du poumon dans son bord inférieur, l'engorgement des enveloppes testiculaires, du tissu cellulaire de la partie inférieure des membres, des parois inférieures de l'abdomen; les dépôts de la matière colorante d'un côté, de la sérosité de l'autre, dans tous les organes après la mort, sont des preuves matérielles qui motivent notre opinion. Si la membrane nasale se gangrène, si le même phénomène morbide se passe dans le tissu pulmonaire, cette altération grave est due, à n'en pas douter, à la présence de l'air atmosphérique qui favorise la décomposition et la putréfaction de ce liquide en donnant lieu à une véritable gangrène septique. Nous confessons que nous ignorons la contagion de cette affection; et bien qu'avec Laguerinière on lui ait donné le nom de mal de tête de contagion, aucun auteur que nous sachions n'a rapporté des exemples bien constatés de sa contagion médiate ou immédiate.

En 1828, et d'après les ordres de M. le professeur Vatel, attaché aux hôpitaux de l'école d'Alfort, et dont nous étions alors le chef de service, nous avons fait cohabiter dans la même écurie, manger et barboter ensemble, respirer naseaux contre naseaux pendant huit jours, trois chevaux italiens affectés de morve gangréneuse et trois chevaux bien portans : ces chevaux pendant un mois se conservèrent sains. Plus tard, en 1830, nous avons fait cohabiter dans la même écurie deux chevaux sains pendant dix jours avec deux chevaux affectés de mal de tête de contagion : ils sont restés en parfaite santé pendant quinze jours qu'ils furent conservés.

M. Renault, notre collègue, attaché aux hôpitaux de l'école d'Alfort, a fait récemment cohabiter et manger ensemble trois chevaux sains avec trois chevaux affectés de morve gangréneuse, pendant sept, neuf et treize jours. Le résultat a été négatif.

Ces expériences, bien que tendant à prouver que la morve gangréneuse ne se transmet point par contagion, ne sont cependant point encore ni assez nombreuses ni assez concluantes pour décider la question de non contagion. Des observations, des expériences sont donc aussi à faire sur ce point.

Moyens de police sanitaire.

Les articles de loi applicables à la morve sont les articles 459, 460 et 461 du Code pénal, et l'arrêt du Conseil-d'Etat du roi du 16 juillet 1784.

Voici en somme ce que prescrit cet arrêt :

L'art. 1er ordonne la déclaration ; l'art. 3 la visite ; l'art. 4 la marque et la séquestration ; l'art. 7 proscrit la vente ; l'art. 5 ordonne l'occision des chevaux morveux ; enfin, l'art. 6, l'enfouissement des cadavres. Nous allons passer en revue tous ces articles, et chercher à démontrer si les dispositions qu'ils prescrivent sont aujourd'hui en harmonie avec nos connaissances actuelles sur la contagion de la morve, et si elles doivent être strictement mises à exécution.

Application de cet arrêt à la morve chronique. — 1° *Déclaration.* — La déclaration exigée par l'art. 1er des propriétaires, par l'art. 4 des vétérinaires, des empiriques, et autres personnes qui seraient appelées pour traiter des chevaux morveux, doit être maintenue; il est important que l'autorité soit instruite de l'existence du mal, qu'elle puisse le faire constater, être assurée de sa nature, et ordonner l'exécution des mesures qu'il réclame; elle ordonnera donc la visite des animaux voulue par l'art. 3.

2° *De la visite.* — Le vétérinaire accompagné de l'autorité visitera les chevaux morveux, signalera l'espèce de morve dont ils sont atteints en prenant les précautions suivantes : 1° Il devra commencer la visite par les chevaux morveux, passer ensuite aux animaux suspects et terminer par ceux qui ne sont point attaqués ; il aura soin d'être muni d'un tablier et d'essuyer ses mains après avoir inspecté les naseaux de chaque animal.

2° Si, parmi les animaux soumis à cette visite, il ne s'en rencontrait point qui fussent atteints de la morve, il ne faudrait pas se hâter de conclure que le propriétaire n'a point de chevaux morveux ou n'en a point possédé; souvent prévenu de cette visite, il cache les malades dans des étables, sous des hangars ou autres lieux. L'autorité a le droit de demander l'inspection de ces lieux pour découvrir la fraude et la constater. D'autres propriétaires s'empressent de faire sacrifier les malades ou de les émigrer momentanément. L'inspection des auges, du mur de face, des râteliers, qui toujours sont noirs et recouverts de mucus morveux desséché, éclaire le vétérinaire sur cette nouvelle fraude, sans cependant pouvoir lui faire affirmer que l'écurie a recélé des chevaux morveux.

3° Après cette visite le vétérinaire remettra son rapport à l'autorité, dans lequel il fera connaître les mesures sanitaires qu'il jugera convenables pour la sûreté générale et particulière.

3° *De la marque et de la séquestration.* — La marque et la séquestration, prescrites par l'art. 4, que les autorités font mettre à exécution encore aujourd'hui, nous paraissent être des mesures dont l'exécution devrait être négligée. Les raisons que nous pourrons donner à l'appui de cette proposition sont fondées sur les connaissances que nous possédons aujourd'hui sur la non contagion de la morve chronique, et les infractions à cet article qui ont été faites et qui se font journellement. Nous pouvons dire maintenant d'après nos recherches et sans trop nous avancer, que dans l'immense majorité des cas, pour ne pas dire dans tous les cas, la morve chronique n'est point contagieuse ; que des faits bien concluans prouvent qu'on peut se servir de chevaux affectés de cette morve, soit sur les routes, soit dans les villes, soit à la culture des champs, sans aucun danger de communication. Car, tout en admettant la contagion, celle-ci ne peut dans tous les cas avoir lieu qu'autant que le virus morveux ou la matière du jetage est déposée aux environs des cavités malades ou dans ces cavités ; que les animaux travaillent, cohabitent, mangent et boivent ensemble ; que le virus est léché ou pris avec les alimens et les boissons par les animaux sains : or jamais les chevaux en bonne santé, si ce n'est pendant la cohabitation, ne se trouvent placés dans ces conditions. D'un autre côté, aucun fait n'est venu démontrer que la contagion ait eu lieu à une certaine distance des animaux morveux par l'intermède de l'air. S'il en est ainsi, on ne doit donc raisonnablement pas redouter la contagion, soit en passant à côté de chevaux morveux avec des chevaux sains, soit en plaçant des animaux bien portans dans une écurie avec des chevaux morveux, et à plus forte raison on la redoutera encore moins lorsque les propriétaires feront travailler ces animaux à part, dans les champs, dans les enclos, dans les manufactures.

Voici au surplus des faits qui pourront convaincre sur ce point les personnes incrédules. En 1798, six cents chevaux morveux tirés des armées occupaient les écuries et le parc de l'école d'Alfort : ces chevaux y étaient amenés par les militaires, ils s'arrêtaient pour les repas, pour le repos, le long des routes; or, ces animaux devaient rencontrer dans le trajet qu'ils parcouraient beaucoup de chevaux sains ; l'école d'Alfort pouvait être regardée comme un vaste foyer de contagion, et cependant aucune réclamation ne s'éleva aux environs de l'école, personne n'accusa le gouvernement d'avoir propagé la morve.

« Dans la campagne des Polonais contre les puissances réunies du Nord (rapporte Godine), on rend compte au général en chef Kosciusko que cinq cents chevaux d'artillerie reconnus morveux vont propager la contagion, et que leur sacrifice est indispensable à la conservation de ceux qui sont restés sains jusqu'alors ; mais le temps nécessaire pour remplacer les chevaux sacrifiés, mais le mauvais état de la caisse de l'armée, sont des motifs puissans pour le général qui lui font rejeter cette mesure. La campagne ne fut pas décisive, et Kosciusko vit avec plaisir et non sans surprise, dans les revues qu'il passa, que les chevaux morveux de son artillerie n'avaient point propagé la morve, qu'elle se bornait toujours aux premiers animaux attaqués. »

En 1832 à Pomponne, puis en 1835 à Bets (Seine-et-Marne), le gouvernement établit des infirmeries vétérinaires, dans le but de faire des essais sur le traitement de la morve. De cinq à six cents chevaux morveux pris dans la division militaire de Paris y étaient amenés en suivant les grandes routes. A Bets les chevaux morveux travaillaient à la culture des champs, et aucun des propriétaires, aucun des fermiers environnans ne s'est plaint que la morve se soit échappée de ces foyers d'infection et de contagion.

Depuis 72 ans que l'école d'Alfort a été fondée on a toujours sacrifié à cette école de trois à cinq cents chevaux par an pour l'instruction des élèves. Ces chevaux vieux et ruinés, la plupart morveux, sont amenés des clos d'équarrissage de Montfaucon, en suivant les boulevarts extérieurs de la capitale. Dans le trajet d'une lieue et demie ils traversent trois communes ; et jamais on ne s'est plaint que ces chevaux aient répandu la morve.

M. Labbé, maître de poste à Alfort, a depuis quatre ans des chevaux atteints de la morve chronique dans ses attelages; ces chevaux travaillent avec des chevaux sains ; ils traversent la commune d'Alfort, ils suivent la grande route très fréquentée de Paris à Lyon pour aller à la culture des champs : aucune plainte ne s'est élevée jusqu'à ce jour.

M. Matar, maître de poste à Villeneuve-Saint-Georges, possédait en 1834 un très beau cheval atteint de morve chronique incurable; cet animal fut logé à part des autres chevaux : pendant six mois il travailla dans la cour de la poste et à la culture des champs, au voisinage de chevaux de poste et de labour, et il ne répandit point cette maladie.

4

Pour nous donc il est avéré que la marque des chevaux affectés de morve chronique, avec défense de les laisser sortir des lieux où ils sont enfermés, est inutile comme mesure de sûreté publique, et onéreuse aux propriétaires de chevaux; inutile parce que les chevaux en sortant des écuries pour travailler ne propagent pas la morve; onéreuse, parce que les propriétaires sacrifient des animaux capables de rendre pendant plusieurs années de bons et d'utiles services. On pourra nous objecter que si on laisse aux propriétaires la faculté de sortir et de se servir des chevaux morveux qu'ils possèdent, il pourra en résulter de graves inconvéniens, inhabiles qu'ils seront à distinguer la morve aiguë qui est contagieuse de la morve chronique qui ne l'est pas, ou que très rarement.

Loin de nous l'idée de laisser toute latitude aux propriétaires sous ce rapport; nous voulons au contraire, et comme condition de rigueur, que cette tolérance ne soit accordée qu'autant que le vétérinaire aura constaté l'état des chevaux, et que, sur le rapport motivé adressé par lui à l'autorité, celle-ci aura délivré une permission écrite de sortir les animaux morveux. Cependant cette autorisation ne devra point s'étendre aux chevaux chancrés et glandés depuis long-temps, affaiblis par le mal, ayant le poil piqué, étant dans un état voisin du marasme, et chez lesquels la maladie peut passer à la terminaison gangréneuse, pendant laquelle la contagion est douteuse; car, dans ces circonstances, il sera toujours préférable d'abattre les chevaux que de chercher à les utiliser, et surtout à les faire traiter dans le but de les guérir.

Bien qu'anti-contagioniste de la morve chronique, nous conseillerons toujours l'isolement des chevaux morveux; la matière du jetage répandue dans les mangeoires, attachée aux râteliers, donne naissance à des émanations putrides qui, jointes à l'air expiré souvent infect de l'animal malade, ne peuvent qu'être nuisibles à la santé des animaux bien portans placés à côté d'eux. A l'école d'Alfort, où tous les professeurs nient la contagion, les plus grandes précautions sont prises pour éviter tout contact des chevaux morveux avec les animaux bien portans.

4° *De la vente.* — La proscription de la vente des chevaux morveux ou suspects de morve chronique ne peut et ne doit point être tolérée, non seulement sous le rapport de la prétendue contagion qu'on craint voir se communiquer aux chevaux sains, soit sur le marché, soit dans les écuries de l'acheteur, mais encore parce que cette maladie, par ses causes et par sa nature, est antérieure à la vente du fait du vendeur et par conséquent rédhibitoire.

5° *De l'abattage et de l'enfouissement.* — L'art. 6 de l'arrêt qui nous occupe prescrit d'enterrer les chevaux avec chairs et ossemens dans des fosses de six pieds de profondeur, et l'art. 9 défend de faire usage des débris cadavériques. Ici plusieurs questions se présentent : En écorchant les animaux, les équarrisseurs peuvent-ils propager la morve? les débris cadavériques, comme la peau, la graisse, les os, doivent-ils être utilisés dans l'industrie manufacturière sans danger pour les personnes qui les emploient? Nous allons examiner ces questions.

Les équarrisseurs, dont les vêtemens sont imprégnés de sang et de morve, n'ont jamais propagé cette maladie à des chevaux bien portans, ou au moins personne que nous sachions n'a rapporté un seul fait de ce genre de contagion. Au clos d'équarrissage de Paris, et depuis plus de trente ans, les chevaux employés au service de cet établissement ont toujours été pansés par des garçons équarrisseurs; journellement ces chevaux traînent des tombereaux chargés de cadavres de chevaux morveux, ou de débris cadavériques qui en proviennent, et jamais, nous ont assuré MM. Dusaussois et Macquart, ces animaux n'ont contracté la morve; jamais non plus il n'est arrivé à un vétérinaire qui a touché et disséqué les produits altérés de la morve, de transmettre cette maladie à des chevaux sains. On peut donc fortement douter de la contagion de la morve par les personnes qui ont manipulé les débris cadavériques d'animaux sacrifiés pendant le cours de cette maladie ou morts de ses suites.

Jamais, que nous le sachions non plus, il n'est arrivé d'accidens aux vétérinaires qui ont touché aux débris cadavériques provenant de chevaux morveux. De deux cent cinquante à trois cents jeunes gens sont comptés comme élèves à l'école d'Alfort, tous opèrent, ouvrent des chevaux morveux, touchent, dissèquent les parties saines et malades; beaucoup d'entre eux se déchirent la peau, se coupent pendant ces manipulations, et jamais, nous a assuré M. Girard, ancien directeur de cette école, qui a été attaché à cet établissement pendant plus de trente ans, il n'était, à sa connaissance, arrivé aucun accident. Nous avons, depuis quatorze ans que nous cultivons l'art vétérinaire, ouvert un très grand nombre de chevaux morveux, nous avons disséqué minutieusement les parties altérées, nous nous sommes même déchiré les mains en faisant l'ouverture des cavités nasales, nous n'avons pris aucune précaution et cependant il ne nous est rien arrivé.

Nous avons pris des informations auprès des équarrisseurs de la capitale, et tous nous ont dit que jamais ni leurs garçons ni eux-mêmes n'avaient eu aucun mal après avoir dépouillé, dépecé, ouvert les cavités nasales des chevaux morveux.

Non seulement les manipulations de toute espèce faites sur les débris cadavériques des chevaux morveux ne sont nullement dangereuses, mais la chair de ces chevaux peut être mangée par les animaux et même par l'homme sans aucune espèce d'inconvénient. A Montfaucon la viande des chevaux morveux est vendue, en grande partie, pour la nourriture des chiens de la capitale. M. Yvart, directeur de l'école d'Alfort, élève depuis quatre ans, pour la cuisine des élèves, une centaine de porcs anglo-chinois avec les débris des chevaux sacrifiés pour les travaux anatomiques et les opérations chirurgicales, parmi lesquels s'en trouvent beaucoup provenant de chevaux morveux, jamais ces porcs n'ont été incommodés par cette nourriture. Parent Duchâtelet, comme membre du Conseil de salubrité de la capitale, est venu visiter ces animaux, et dans un rapport il a constaté leur bon état de santé, en observant ensuite que leur chair pouvait être mangée sans inconvénient.

Dans l'année 1793, époque où, au milieu de toutes sortes de calamités publiques, se faisait sentir la famine à Paris et dans les environs, on tua successivement plus de *trois cents chevaux morveux* à Saint-Germain-en-Laye; ils furent tous enlevés et mangés par les pauvres de cette ville, qui n'en éprouvèrent aucune indisposition.

En 1795 les professeurs de l'école d'Alfort firent conduire et abattre un grand nombre de chevaux atteints de la morve dans le bois de Vincennes, les habitans des villages voisins les mangeaient tous à mesure qu'ils y étaient conduits : aucune maladie ne s'est déclarée parmi eux (1).

Il y a bien long-temps que les dispositions pres-

(1) Parent-Duchâtelet, Recherches sur les clos d'équarrissage, Paris, 1827, page 108.

crites par l'art. 6 ne sont plus mises à exécution dans beaucoup d'établissemens de postes, de diligences, de voitures publiques. Dans les régimens de cavalerie les chevaux morveux sont vendus aux équarrisseurs; à Paris, les particuliers sont même autorisés par la police à conduire les chevaux morveux au marché pour y être vendus aux équarrisseurs : dans toute la France aujourd'hui on agit ainsi. Dernièrement l'Académie royale de médecine, consultée par M. le ministre de l'intérieur à l'égard de l'établissement d'un clos d'équarrissage au voisinage de la ville de Metz, a répondu par l'organe d'une commission choisie dans son sein, et dont Parent-Duchâtelet était rapporteur, que l'on pouvait impunément faire usage des débris cadavériques des chevaux morveux.

Or, si l'expérience sanctionnée par le temps a démontré depuis l'année 1784 que les débris cadavériques de chevaux morveux pouvaient être utilisés dans l'industrie manufacturière sans aucune crainte de communiquer la morve et de multiplier cette maladie parmi les chevaux; qu'en outre, les manipulations faites sur ces débris n'exposaient les hommes à aucun accident : ne sommes-nous donc pas autorisé à conclure que l'on peut laisser tomber en désuétude les mesures prescrites par l'article 6 de l'arrêt qui nous occupe, jusqu'à ce que les dispositions qu'il prescrit soient formellement révoquées?

Aujourd'hui dans la campagne on vend les cuirs des chevaux morveux, on utilise la graisse, on fait manger la chair aux volailles, les os sont ramassés et transformés en noir animal ; l'industrie manufacturière tire parti de tous les débris, à tel point que, d'après un calcul fait par un de nos habiles industriels, M. Payen, on peut retirer 60 francs du cadavre d'un cheval. Or, vouloir maintenir aujourd'hui les dispositions de l'art. 6 de l'arrêt du 16 juillet 1784, n'est-ce pas priver les propriétaires des avantages qu'ils sont à même de retirer de produits cadavériques en compensation de la perte des chevaux morveux qu'ils ont faite? n'est-ce pas soustraire à l'industrie manufacturière des produits utiles à l'homme?

En ce qui touche la désinfection des écuries ou des lieux qui ont recélé des chevaux morveux, et ordonnée par l'art. 6 du même arrêt, nous pensons que des précautions hygiéniques se rattachant à la propreté et à la destruction de matières morbides recélant des principes putrides, sont indispensables. Les murs de face et de côté, les traverses, les auges, les râteliers, seront râclés, grattés, lavés à l'eau de lessive, puis nettoyés enfin avec une dissolution de chlorure de chaux, repeints ensuite à l'huile ou blanchis à la chaux. D'autres chevaux pourront alors en toute sûreté être placés en ces endroits.

L'art. 6 de l'arrêt du 16 juillet 1784 dit ensuite que les objets qui auront servi aux chevaux morveux seront détruits ou purifiés. Nous avons rapporté des exemples qui prouvent que des chevaux en bonne santé ont pu travailler avec des harnais de chevaux atteints de morve chronique sans contracter cette maladie : à la rigueur on pourrait donc se passer de désinfecter ces objets, lesquels, il n'y a pas encore bien long-temps, étaient brûlés dans les régimens de cavalerie ; mais cependant, et par mesure de précaution, le lavage et le râclage à l'eau chaude d'abord suivi par un second lavage avec une dissolution de chlorure de chaux, sont des moyens désinfectans dans lesquels nous plaçons toute notre confiance ; ces objets seront ensuite graissés, huilés ou cirés.

Mesures de police sanitaire applicables à la morve aiguë.

Nous avons cherché à prouver par des faits que la morve aiguë pouvait se communiquer par le contact de chevaux morveux et de chevaux sains, que les écuries infectées par les élémens virulens de cette morve pouvaient la transmettre également, mais que nous ignorions quelle pouvait être l'étendue de l'atmosphère contagieuse qui entoure les malades, et si la contagion pouvait s'opérer par les personnes qui les pansent, par les couvertures, les selles, les harnais, les objets de pansement qui leur ont servi. Quoi qu'il en soit, et sans rien préjuger sur ces derniers moyens de contagion, nous croyons pour plus de sûreté devoir conseiller les mesures sanitaires suivantes :

1° Les propriétaires devront séparer immédiatement les chevaux jeteurs dans un lieu isolé, et faire la déclaration exigée par la loi à l'autorité qui fera visiter les animaux par un vétérinaire. (Art. 1er de l'arrêt du conseil-d'état du roi du 16 juillet 1784; art. 459 du Code pénal.)

2° Si le vétérinaire dit dans son rapport que le cheval peut être traité avec quelque espoir de guérison, il sera isolé dans un local aéré et sain, ou placé dans une infirmerie vétérinaire (1). Ils ne pourront être sortis pour quelque cause que ce puisse être. (Art. 7 de l'arrêt ci-dessus et art. 460 du Code pénal.)

3° Dans le cas où les animaux seraient jugés incurables, ils seront livrés à l'équarrisseur ou assommés chez les propriétaires. Dans celui où les animaux seraient morts de la morve, les cadavres seront transportés jusqu'au lieu où on aura pratiqué la fosse; jamais ils ne seront traînés sur le sol; on les chargera dans des tombereaux; et, pour éviter les émanations cadavériques, on les recouvrira d'une couche de paille.

4° Les fosses seront ouvertes à cinquante toises des habitations, elles auront assez de profondeur pour qu'il puisse être mis trois pieds de terre au dessus du cadavre : cette terre sera foulée.

5° Les cadavres pourront être dépouillés, mais le cuir ne devra être livré au commerce qu'autant qu'il aura été lavé dans de l'eau pure, puis passé dans

(1) Nous possédons six cas de guérison de morve aiguë.

une solution de chlorure de calcium (20 litres d'eau dans lesquels on aura fait dissoudre 2 onces de ce chlorure suffiront pour opérer la désinfection de plusieurs cuirs). La prudence exigera que dans les clos d'équarrissage la tête soit séparée du tronc et enfouie ; les autres débris cadavériques pourront être utilisés.

6° Les fumiers seront enlevés chaque jour des écuries, transportés au loin, placés dans des fosses, puis recouverts de dix à douze pouces de terre.

7° L'écurie sera désinfectée ainsi qu'il suit : les murs seront grattés avec une râclette s'ils sont recrépis en plâtre ou en mortier, autrement ils seront lavés avec de l'eau bouillante et nettoyés à l'aide de balais, de brosses, de bouchons de paille ; les auges, les râteliers subiront la même désinfection ; les plafonds, les fenêtres, seront débarrassés des toiles d'araignées ; les pavés, s'il en existe, seront lavés et frottés à l'eau bouillante avec des balais ; et, dans le cas où l'écurie ne serait point pavée, si le sol n'a point été renouvelé depuis long-temps, il sera bon de le remplacer par de la terre neuve bien battue.

8° L'air de l'écurie sera ensuite désinfecté par une fumigation de chlore. (*Voyez* page 441.)

9° Les objets qui auront servi aux animaux, tels que les licols, les musettes, les couvertures, les selles, les harnais, les brides, etc., ceux propres au pansement, seront plongés dans une dissolution d'eau chlorurée tiède, et nettoyés convenablement ; ceux en cuir blanc seront ensuite huilés, et ceux en cuir noir passés au cirage.

Contagion de la morve à l'homme.

Les hippiatres grecs, latins, italiens, espagnols, anglais et français n'ont rien dit dans leurs ouvrages de la contagion de la morve des chevaux à l'espèce humaine. Depuis la fondation des écoles vétérinaires en France, en Allemagne, en Angleterre, en Italie, les professeurs de ces écoles, les élèves qui en sont sortis, les médecins qui se sont occupés de la morve des chevaux, n'avaient en aucune manière parlé de cette transmission, lorsque Schilling et Thomas Tarozzi en 1821, Seidler en 1823, Travers et Hertwig en 1826, Crub en 1828, Andrew-Brown, Elliotson en 1829, Wolf en 1830, Alexander et Schilling en 1831, Graves en 1836, et enfin le docteur Rayer en 1837, publièrent des observations tendant à prouver cette malheureuse transmission (1).

Résumant toutes les observations faites jusqu'à ce jour, le docteur Copland, dans un dictionnaire de médecine récemment publié en Angleterre, et M. Rayer, dans les Mémoires de l'Académie royale de médecine, ont décrit la morve de l'homme sous le

(1) Voyez le mémoire de M. Rayer sur la contagion de la morve à l'homme. Mémoires de l'Académie de médecine, année 1837, t. 6, p. 625.

type aigu et le type chronique comme constituant deux maladies nouvelles à l'espèce humaine, et dignes d'occuper une place dans les cadres nosologiques futurs.

Nous n'avons point l'intention de discourir longuement sur cette question, qui vient d'être savamment discutée au sein de l'Académie royale de médecine par les médecins, par nos confrères, et notamment par M. Barthélemy, ancien professeur à l'école d'Alfort; ce que nous voulons faire connaître dans le travail que nous nous imposons ici, c'est l'analogie ou la dissemblance qui existe entre la maladie désignée sous le nom de morve aiguë des hommes et la morve aiguë des chevaux, dans les symptômes qui les signalent toutes deux, et les lésions morbides qui leur sont propres. Pour arriver à ce résultat, nous allons esquisser les traits caractéristiques de la morve de l'homme, et nous placerons en regard nos observations. Ce point capital étant traité, nous envisagerons la maladie de l'homme sous le rapport de ses causes, de sa fréquence, afin d'arriver à une conclusion fondée.

MORVE AIGUE DE L'HOMME.	OBSERVATIONS.
Symptômes, invasion.—Fièvre générale, frissons, fréquence du pouls; — quelquefois symptômes gastriques, d'autres fois diarrhée.	Ces symptômes ne se font point remarquer dans l'invasion de la morve des chevaux.
Augment. — Douleurs vives dans les articulations des mem-	Rien de semblable n'existe dans la morve. La claudication

bres qui simulent une affection rhumatismale.

décelerait ces douleurs si elles existaient.

Engorgemens, nodosités phlegmoneuses, très douloureux au toucher, avec teinte rouge violacée de la peau, existant dans l'épaisseur des muscles, autour des articulations, sous les aponévroses, entre le périoste et les os. Ces tumeurs se ramollissent en s'abcédant. Alors la peau devient violacée et se gangrène. Le pus qui s'en écoule est sanieux et sanguinolent.

Jamais dans la morve aiguë du cheval nous n'avons vu d'abcès sous-cutané et intermusculaire. M. Rayer dit avoir rencontré ces abcès, mais il est le seul qui ait fait cette observation sur les chevaux. M. Rayer a sans doute confondu les ramollissemens lymphatiques de l'angéioleucite sous-cutanée ou du farcin aigu, avec ces abcès.

Ecoulement par les narines d'un liquide jaunâtre, visqueux, plus ou moins épais, plus ou moins adhérent aux narines, quelquefois semblable à du pus ou mêlé de stries de sang; écoulement qui manque quelquefois, ou bien qui apparaît pendant le cours de la maladie, et le plus souvent vers sa terminaison.

L'écoulement nasal du cheval est un des premiers symptômes qui se font remarquer; il est constant; le jetage est abondant, visqueux et safrané, souvent strié par du sang.

L'engorgement des ganglions lymphatiques intermaxillaires n'a jamais été remarqué.

La tuméfaction des ganglions de l'auge est un symptôme qui ne manque jamais dans le cheval.

Les parotides se sont tuméfiées et ont suppuré dans quelques sujets.

Dans les chevaux jamais ce symptôme n'a existé.

Les ailes du nez s'engorgent et sont frappées de gangrène.

Les ailes du nez sont tuméfiées, mais jamais elles ne se gangrènent.

Après des sueurs fétides et abondantes, éruption sur les joues, la face, les bras, les cuisses, la partie antérieure du tronc, de pustules particulières, discrètes ou confluentes, arrondies, rugueuses, quelquefois d'une forme irrégulière, entourées d'une aréole rougeâtre, que l'on a comparées à la vari-

Ces pustules se font remarquer quelquefois seulement à la face, au corps et aux membres. On les a comparées aux pustules claveleuses (Dupuy). Cette éruption est rare dans les chevaux; elle ne constitue pas un symptôme pathognomonique de la morve aiguë; tandis qu'elle ne paraît point manquer dans

celle, aux pustules d'ecthyma.

la morve décrite sur les hommes.

Indépendamment de cette éruption, apparition de bulles noirâtres au nez, au front, au dessous des oreilles, aux doigts, aux pieds, aux parties génitales; bulles suivies de gangrènes plus ou moins larges et plus ou moins profondes.

Ces bulles n'ont jamais été remarquées dans le cours de la morve du cheval.

Vers la terminaison de la maladie, diarrhée fétide, d'une odeur putride et cadavéreuse, quelquefois dyssenterie; — langue sèche, enveloppée de mucosités brunâtres.

La diarrhée, aussi bien que la dyssenterie, n'existent point dans les chevaux pendant le cours de la morve.

La morve de l'homme se termine toujours par la mort. *Les deux tiers* des malades meurent avant le dix-septième jour.

La morve aiguë du cheval est mortelle dans le même laps de temps. Cependant quelques sujets guérissent, ou bien la maladie prend le type chronique.

Altérations morbides. Cavités nasales. — Ecchymoses, taches gangréneuses existant dans l'épaisseur de la pituitaire. — Pustules discrètes ou confluentes, cernées par une aréole rougeâtre, ou bien ulcérées à leur sommet, se montrant sur la cloison médiane ou sur les cornets. — Petites ulcérations entourées d'un bourrelet rose. — Toutes ces parties sont recouvertes par un mucus épais, filant et strié de sang. (Lésions de Prot.)

Semblables lésions existent sur la membrane pituitaire des chevaux, seulement elles paraissent avoir leur siége dans les lymphatiques de la nasale; les pustules ne sont autre chose que les altérations isolées d'un réseau ou d'un plexus lymphatique.

Sinus frontaux remplis de mucus puriforme, brunâtre; — muqueuse épaissie, tuberculeuse (Villiams) ou ulcérée (Alexander).

Nous n'avons jamais constaté semblables lésions sur la muqueuse des sinus. Jamais d'ailleurs aucune observation vétérinaire n'en a fait mention.

Pustules de même forme et de même nature dans le larynx et dans la trachée.

Quelquefois ces altérations existent dans les chevaux.

Ulcération du palais et des amygdales (Alexander).	Jamais ces altérations n'ont été constatées.
Poumons offrant une pneumonie lobulaire (Prot), ou bien quelques petits abcès.	Il existe toujours dans les poumons des dépôts de lymphe formant des petits corps blanchâtres, lenticulaires, durs, entourés de tissu pulmonaire rouge et friable, ou ramollis en une matière blanchâtre, renfermée dans une coque ou kyste récent.
Les ganglions, les vaisseaux lymphatiques n'ont point été soigneusement examinés; ils étaient sains dans le cadavre de Prot.	Les altérations du système lymphatique sont très remarquables dans le cheval. Les ganglions de toutes les parties du corps, et notamment les sous-maxillaires, les interbronchiques, sont gros, rouges, ou rouge-brun, et infiltrés de sérosité roussâtre.
Les viscères de la digestion, de la circulation, de l'appareil génito-urinaire, sont sains.	Ils sont sains également dans le cheval.

Nous ne chercherons point à prouver la dissemblance qui existe entre la morve chronique de l'homme et celle du cheval ; les observations qui ont été faites jusqu'à ce jour par Elliotson, Travers, Villiams et Hardwiche sur l'homme sont si incomplètes et s'éloignent tellement de la morve chronique des chevaux, que nous croyons devoir ne point nous en occuper.

Les observations que nous venons de consigner en regard des symptômes et des altérations morbides qui appartiennent à la morve aiguë de l'homme, font voir clairement les différences tranchées qui existent entre les deux maladies, et prouvent péremptoirement que les caractères qui démontrent leur dissemblance sont plus nombreux que ceux de leur ressemblance.

Si maintenant nous ajoutons qu'on ne peut rigoureusement admettre qu'une maladie est contagieuse qu'autant que toutes les fois qu'elle est transmise elle fait naître une maladie semblable à elle, ainsi qu'on le constate pour la variole, la vaccine, la rage, la pustule maligne, la syphilis, la gale, etc., ne doit-on pas dire, sinon admettre une exception, que la morve aiguë de l'homme n'est point la morve aiguë du cheval, puisqu'elle n'en revêt point les principaux caractères.

On pourra nous objecter que jusqu'alors les observations qui ont été faites pendant la vie des hommes et sur le cadavre laissent beaucoup à désirer, que plus tard tous les doutes seront levés. Mais encore, tout en admettant que les observations à venir soient plus complètes, il ne sera toujours pas possible de prouver l'analogie, puisque les principaux caractères de la morve de l'homme qui n'ont jamais manqué, ne sont point ceux qui appartiennent à la morve du cheval, et la dissemblance existera donc toujours.

M. Rayer argue que la maladie qu'il a décrite ne ressemble à aucune autre maladie de l'espèce humaine, et qu'à l'égard de sa ressemblance avec la morve aiguë du cheval, le doute est impossible, l'incertitude n'est point permise. Nous avons vu, au contraire, que le doute était possible, et qu'il est fondé.

On a dit, pour prouver l'action spécifique du virus morveux du cheval sur l'homme, que jamais les résorptions purulentes, les inoculations de matières septiques, n'ont fait naître une maladie avec des éruptions pustuleuses, un jetage par les narines accompagné d'ulcérations sur la muqueuse des cavités nasales. Nous ne contestons point ce fait pour l'homme; mais nous ferons remarquer que, chez les animaux, les vétérinaires ont observé et observent encore journellement que les résorptions purulentes lymphatiques occasionnent les phénomènes morbides dont il s'agit. Qu'il y ait chez l'homme une maladie jusqu'alors inconnue offrant quelque ressemblance avec la morve aiguë ou le farcin aigu du cheval, loin de nous de le contester; mais dire que cette maladie reconnaît pour *cause spécifique* l'absorption du virus morveux du cheval, contre cette assertion s'élève un doute qui nous est péremptoirement acquis. Pour corroborer son opinion, M. Rayer fait observer que tous les malades ont eu des rapports avec des chevaux morveux, *fait*, dit-il, *d'une valeur immense* dans l'étiologie de la maladie. Sans doute on a dit que les malades avaient eu des rapports avec des chevaux morveux, mais on n'a point dit toujours quel avait été le genre de ces rapports. A l'égard de quelques malades, on s'est contenté de renseignemens vagues, fournis soit par les malades, soit par leurs parens ou alliés ? On n'a pas dit de quelle espèce de morve les animaux étaient atteints ; et, en ce qui regarde même le fait consigné par M. Rayer, n'a-t-on pas contesté que Prot ait eu des rapports avec la jument morveuse qui lui aurait transmis la morve? Il faut le dire, il est à désirer qu'à l'avenir les faits qui prouveront la contagion de la morve, si contagion il y a, soient bien circonstanciés, et qu'il n'y ait rien à répliquer. Ce n'est point leur nombre qui pourra nous convaincre, mais bien l'authenticité de leur existence.

M. Rayer a consigné quinze observations de contagion de la morve aiguë du cheval à l'homme ; sur ce nombre, quatorze appartiennent aux médecins tant Anglais qu'Allemands ; la quinzième seulement est à M. Rayer. Cependant il n'est pas de royaume en Europe où il y ait autant de chevaux morveux qu'en France. Les infirmeries des régimens de cavalerie en sont toujours remplies ; les vétérinaires, au nombre de deux dans chaque régiment, soignent journellement ces chevaux ; et pourquoi n'a-t-on jamais, depuis soixante-quinze ans que les vétérinaires militaires sont sortis des écoles, observé la morve sur aucun d'entre eux ? Dans les trois écoles vétérinaires de France, où annuellement on sacrifie les chevaux morveux par centaines, où l'on panse, saigne, médicamente, expérimente les chevaux morveux ; desquelles écoles, 5,000 vétérinaires au moins sont sortis depuis soixante-quinze ans, pourquoi jamais la morve n'en a-t-elle atteint aucun ? Il est à notre connaissance que des palefreniers à l'école d'Alfort ont couché dans des écuries renfermant sept à huit chevaux morveux pendant des années entières, et que jamais ils n'ont eu la morve.

A une époque l'école d'Alfort avait été transformée en une vaste infirmerie, dans laquelle plus de 3 à 400 chevaux morveux étaient amoncelés; à cette époque aussi l'école comptait 3 à 400 élèves; eh bien, tous ces chevaux étaient pansés par les élèves; les animaux qui étaient jugés incurables étaient abattus, ouverts, disséqués dans l'établissement, et cependant dans ce vaste foyer d'infection et de contagion, la morve ne s'est propagée à personne. A Pomponne, à Betz, le gouvernement a créé des dépôts de chevaux morveux, 4 à 500 chevaux morveux ou farcineux ont été accumulés dans ces établissemens; ces animaux étaient amoncelés dans des locaux insalubres, où l'air devait être imprégné du contagium de la morve, et cependant les militaires qui pansaient les animaux dans ces foyers de contagion, les vétérinaires qui les soignaient constamment, n'ont point eu non plus la morve. Enfin, journellement aux clos d'équarrissage à Paris, on tue, on dépouille beaucoup de chevaux morveux, et les hommes employés depuis longues années à ces travaux n'ont point contracté la morve.

On dira sans doute : L'observation a prouvé que l'inoculation directe de la matière morveuse du cheval à l'homme occasionne la morve à ce dernier. Mais ne pourrait-on pas dire que toute autre matière morbide, mise au contact de l'air comme l'est la matière du jetage des chevaux morveux, n'aurait point déterminé les mêmes accidens ? Le doute est bien permis à cet égard, puisqu'aucune expérience faite jusqu'à ce jour n'a démontré le contraire.

D'après M. Rayer, la contagion se serait transmise dix fois sur quinze par un élément morveux virulent associé à l'air; mais la contagion médiate de la morve aiguë n'est pas encore assez bien constatée, on n'a pu jusqu'à ce jour reconnaître l'étendue de l'atmospère contagieuse qui entoure l'animal malade. Si donc cette question est encore douteuse, parce qu'elle n'est pas appuyée par un assez grand nombre de faits bien positifs à l'égard d'animaux de la même espèce, raisonnablement peut-on dire avec conviction que c'est par cette voie que la morve aiguë du cheval s'est transmise aux hommes.

Voici venir une preuve beaucoup plus forte, et qui, selon MM. Rayer et Velpeau, est inattaquable. L'humeur des pustules cutanées de Prot a été inoculée à un cheval à l'entrée des narines, et le vingt-unième jour de cette inoculation, à l'existence de pustules cutanées avaient succédé de larges ulcérations à l'entrée des narines et sur plusieurs points de la cuisse et aux paupières. Le cheval a été tué, et l'inspection anatomique a fait voir de petits points ecchymosés et hépatisés dans les poumons; enfin des cordons et des tumeurs contenant du pus formé par les vaisseaux et les ganglions lymphatiques sous-maxillaires, et des ars, frappés d'une inflammation *spécifique et morveuse.* En présence de tels faits, dit M. Rayer, je conclus avec une entière conviction que Prot a eu la morve. Cette conclusion nous paraît erronée. M. Rayer n'est point à savoir que les inoculations de matière septique, dans une partie très organisée comme la peau, est presque toujours suivie d'une inflammation ulcérative, laquelle, devenant le siége d'une sécrétion morbide prise par les lymphatiques, donne naissance à des cordes, des boutons dans le trajet de ces vaisseaux; or ces phénomènes morbides, peut-être rares chez l'homme, sont au contraire très fréquens dans les animaux; et nous sommes convaincus que des matières purulentes étrangères à la morve auraient occasionné les mêmes accidens. M. Rayer n'a point fait cette contre-épreuve; il aurait dû la faire sur un autre cheval pris comme type de comparaison. L'observation est donc incomplète.

Nous ferons observer avec M. Barthélemy que la maladie inoculée de Prot au cheval n'a point suivi la même marche que chez Prot, qu'elle ne s'est point accompagnée des mêmes symptômes, que sa durée a été de vingtun jour, qu'elle aurait été beaucoup plus longue encore si le cheval n'avait point été sacrifié, que l'autopsie a fait voir qu'il n'existait d'ulcérations qu'aux endroits inoculés; or, de bonne foi, est-il possible de se servir de cette expérience pour prouver la communication de la maladie de Prot au cheval inoculé? Encore une fois non. Si M. Rayer, au lieu de faire tuer le cheval l'eût conservé, il est probable que les chancres du nez et de la conjonctive se seraient cicatrisés naturellement, et que les cordes farcineuses auraient disparu sans aucun soin. Les inoculations de matière morveuse faites avec la lancette sur la cloison nasale de sept chevaux, à l'école de la vénerie de Turin en 1819 par le vétérinaire Lessona, celles faites de la même manière en 1834 par MM. Beugnot et Berthonneau, ont bien aussi suscité la présence de chancres dans le nez, d'engorgement des ganglions lymphatiques sous-linguaux quelque temps après l'inoculation; mais ces animaux ont été conservés, ils n'avaient point contracté la morve; tous ont guéri naturellement. Certes si ces vétérinaires, plus compétens, il faut le dire, que les médecins en ce genre d'épreuves, eussent sacrifié les chevaux vingt-un jours après l'inoculation, ils auraient assuré comme M. Rayer, qu'ils étaient morveux, et comme lui aussi auraient commis une erreur grave.

De l'examen critique que nous venons de faire la morve aiguë de l'homme comparée à celle du cheval, nous concluons :

1° Qu'il n'y a point analogie complète entre la maladie que l'on a appelée morve aiguë de l'homme et celle que l'on désigne sous le nom de morve aiguë du cheval;

2° Que l'inoculation des produits morbides des pustules cutanées de Prot à un cheval n'offre rien de concluant comme tendant à prouver l'analogie des deux maladies ;

3° Qu'enfin la contagion de la morve aiguë du cheval à l'homme ne peut être résolue par l'affirmative aujourd'hui.

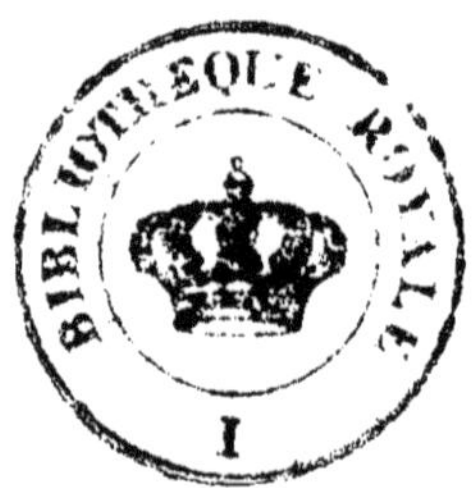

IMPRIMERIE ET FONDERIE DE FÉLIX LOCQUIN ET COMP.,
rue Notre-Dame-des-Victoires, 16.

TABLEAU SYNOPTIQUE ET CO

DÉSIGNÉES SOUS L

MORVE CHRONIQUE.

Attaque les chevaux de toutes races, de tous âges.

COURS DE LA MALADIE.

Prodrômes. — 1er *degré.* — *Suspicion de la morve.* — Léger jetage séreux, inodore, par un seul ou par les deux naseaux; pituitaire pâle glacée; — yeux légèrement chassieux; — léger empâtement des ganglions de l'auge, ou engorgement intermittent et indolent de ces ganglions avant le jetage; — toux quinteuse, sèche, rarement humide; — plus tard, léger jetage glaireux, verdâtre, adhérant aux ailes du nez par une seule ou par les deux narines. — Épistaxis et claudication intermittente; empâtement fréquent des testicules. — Cet état peut durer *un* ou *deux mois.*

Augment ou 2e *degré.* — Jetage persistant; — mais alors matière du jetage filante, inodore, verdâtre, abondante pendant l'exercice ou le repos, se desséchant et adhérant aux poils des naseaux. — Pituitaire pâle, glacée, offrant quelques érosions superficielles; — apparition de corps blanchâtres, arrondis, miliaires, dans son épaisseur. — Légers renflemens alongés, sortes de petites cordes noueuses sous l'appendice antérieur du grand cornet. — Induration indolente des ganglions sous-linguaux; — yeux souvent chassieux; — toux fréquente, quinteuse; — aucun bruit accidentel dans la poitrine; — poil tantôt piqué, avec un peu de maigreur; — d'autres fois lustré, avec embonpoint. — Toutes les fonctions intérieures sont dans l'état de santé. — L'énergie est souvent conservée; — persistance de cet état pendant *un* ou *deux mois*, quelquefois moins.

État. — 3e *degré.* — *Morve confirmée.* — Matière du jetage très abondante, mais conservant les mêmes caractères; — pituitaire toujours pâle; — apparition *d'ulcérations superficielles ou profondes, petites, à bords irréguliers, échancrés, dentelés à pic, à fond blanchâtre, et jamais entourées par un bord rouge;* — quelquefois cicatrisation de ces ulcérations sous la forme de plaques blanches, rayonnées, irrégulières. — Entre ces cicatrices, ces ulcérations, existent de petits corps durs, blanchâtres et miliaires (tubercules crus de M. Dupuy). — Ganglions de l'auge gros, durs, indolens, rapprochés de la table interne des os maxillaires. — Table de l'os frontal, des os sus-naseaux, lacrymaux, zygomatiques, soulevés, rendant un son mat par la percussion. — Toux fréquente et sèche; — faiblesse du murmure respiratoire dans tout le poumon, et alors embonpoint, poils lustrés; — d'autres fois absence de ce murmure, râles muqueux et caverneux, et alors maigreur ou marasme. — Claudication tantôt d'un membre, tantôt d'un autre; — épistaxis passagères; — induration des testicules. — Cet état peut encore durer *un à deux mois, et alors le cours de la morve date de quatre, cinq* ou *six mois.*

Terminaison. — Bientôt la désorganisation des produits morbides amenant des résorbtions purulentes qui s'opèrent dans toutes les parties altérées, l'influence du séjour dans les lieux insalubres où l'on relègue souvent les chevaux, l'altération générale des liquides circulatoires qui en est la suite, suscitent un changement d'état de la morve chronique, qui se présente tout à coup sous un autre aspect. Cette terminaison a reçu les noms impropres de *morve aiguë entée sur la morve chronique*, de *terminaison typhoïde.* Elle mérite d'être bien connue et surtout bien distinguée de la morve chronique et de la véritable morve aiguë.

Caractères. — Tout à coup flux nasal jaunâtre, sanguinolent, couleur jaune livide de la pituitaire; — pétéchies, boursoufflemens, puis gangrène du tissu muqueux; — élargissement considérable des chancres anciens; — empâtement des ailes du nez avec dyspnée; — ganglions de l'auge augmentant rapidement de volume et devenant douloureux. — Cordes de farcin dues à des résorptions purulentes du nez, prenant leur origine aux naseaux, se prolongeant obliquement sur la face et se rendant aux ganglions de l'auge. Râle muqueux dans la trachée et les bronches; râles caverneux, muqueux, sibillant dans le poumon; — pouls petit, vite; battemens cardiaux tumultueux; — œdème quelquefois aux membres et au scrotum; — faiblesse, épuisement, marasme; — bientôt asphyxie, *mort du huitième au dixième jour.* — Rarement amélioration dans les symptômes et guérison. — Cette terminaison est très ordinaire pendant la durée du troisième degré.

Altérations morbides. — Les chevaux sont rarement sacrifiés pendant le premier degré de la morve. Nous croyons devoir ne point faire connaître ici les altérations morbides de ce degré.

Lésions appartenant au deuxième degré. Cavités nasales. — Ulcérations à la partie supérieure de la cloison nasale et des cornets, isolées, superficielles, ou intéressant déjà le corps de la pituitaire. — Lignes saillantes, blanchâtres, irrégulières dans leur trajet, offrant une suite de corps arrondis, blanchâtres, durs, formés par l'altération des lymphatiques superficiels de la muqueuse (tubercules de M. Dupuy). — Matière pultacée blanchâtre dans les cornets et les sinus.

Poumons. — Rosés par place; tissu pulmonaire contenant çà et là de petits corps arrondis, miliaires ou pisiformes, jaunatres, formés d'une matière peu dense, albumino-fibrineuse, et renfermés dans l'intérieur d'un lymphatique oblitéré (tubercules naissans ou crus de M. Dupuy); quelquefois durs, associés à une matière calcaire qui les encroûte (tubercules calcaires), entourés d'un kyste et de tissu pulmonaire sain.

Ganglions lymphatiques. — De l'auge, de l'entrée de la poitrine, des bronches, renfermant dans leur tissu aréolaire, là de la lymphe légèrement opaque et stagnante; ailleurs de la lymphe coagulée, blanchâtre, assez dure; dans un autre endroit, une petite masse de lymphe coagulée, altérée, dure, enkystée dans une utricule du tissu ganglionnaire; dans quelques ganglions cette petite masse (tubercules de M. Dupuy) est entourée de sels calcaires. — Ganglions mésentériques, sous-lombaires, inguinaux, offrant plus rarement cette altération. — Tous les autres viscères, excepté le poumon, sont généralement sains.

3e *degré. Cavités nasales.* — Ulcérations plus nombreuses, plus profondes, souvent réunies et formant de larges surfaces blanchâtres, à bords irréguliers. — Matières mucoso-puriformes épaisses dans les cornets et les sinus; épaississement de la membrane de ces cavités; — ossification par plaques à la surface des cornets et des lames osseuses concourant à former les sinus. — *Poumons.* — Dépôts lymphatiques (tubercules) entourés de tissu pulmonaire rouge infiltré. — Membrane formant le kyste rouge, matière y contenue ramollie, s'écrasant dans les doigts, mais sans odeur. — Ailleurs, ces dépôts ont donné naissance à une cavité circonscrite par le kyste, dans laquelle existe une matière demi-liquide, pultacée, infecte, communiquant quelquefois avec les tuyaux bronchiques (vomiques). — Indurations blanches ou grises à l'extrémité des lobes pulmonaires. — Bronches renfermant un mucus purulent. — Matière épaisse, crémeuse, semblable au pus parfaitement beau, dans les épydidimes.

Terminaison avec résorption purulente, gangrène et altération générale des liquides. — Toutes les altérations notées dans le troisième degré. — En outre : *Cavités nasales.* — *Dépôts sanguins dans l'épaisseur de la pituitaire;* — *gangrène de cette membrane s'offrant sous la forme d'un détritus livide et infect.* — Ulcérations ayant une grande étendue, offrant à leur surface une matière pultacée épaisse; fond des ulcérations rugueux, chagriné; bords irréguliers et quelquefois renflés. — Ramollissement, perforation de la cloison cartilagineuse par les ulcérations; — mucus sanieux infect dans les cornets et dans les sinus. — *Poumons.* — Dans quelques endroits, tissu pulmonaire rouge-noir, friable, ramolli, noirâtre ou grisâtre, répandant une odeur infecte (commencement de gangrène). — Cavités closes formées par une membrane dense pouvant loger une noisette ou une noix, renfermant un liquide trouble, sanieux, grisâtre, dans lequel nagent des détritus blanchâtres; ou bien perforées, communiquant avec les bronches (vomiques anciennes). — Dépôts lymphatiques entourés de tissu pulmonaire rouge, ramolli et infiltré, quelquefois noir et friable; — ecchymoses répandues çà et là; — infiltration séreuse dans le tissu cellulaire interlobulaire. — Lymphatiques superficiels nombreux très apparens, s'entrecroisant de toutes parts, et renfermant un liquide rougeâtre. — *Ganglions lymphatiques* de toutes les parties du corps volumineux, rougeâtres, entourés de tissu cellulaire gorgé de sérosité quelquefois sanguinolente. — *Ecchymoses* dans les cavités du cœur, dans la rate, les muqueuses intestinales; — muscles pâles, sang se décomposant facilement et colorant bientôt les parois des vaisseaux.

MORVE

Attaque particulièrement les chevaux

COURS DE

Début. — Débute tout à coup; —
larmoyans; — jetage par une seule na
du mucus glaireux, légèrement jaunât
tuméfiée, d'un rouge vif ou d'un rouge j
douloureux; — respiration accélérée; –
membres et des enveloppes testiculaire
rarement il se prolonge jusqu'au huitiè

Augment. — Jetage plus abondant,
particulièrement l'interne, tuméfiées, d
jaunâtre, douloureuse, recouverte de j
souvent entourées d'un cercle rouge;
adhérens, mais douloureux. — *Quelque*
cutanés, rarement sous-cutanés, lenticulai
parties du corps, mais particulièrement
et le ventre. — Engorgement des mem
considérable; — dyspnée laborieuse, sif
du cœur tumultueux; — faiblesse très g
au plus.

État. — Aux pustules nasales succède
régulières, encadrées par un cercle roug
alors formant une large et profonde ulcé
perfore très rapidement la cloison cartil
caractères, mais plus abondant et strié d
clusion presque complète des naseaux,
cante; — air expiré fétide; — murm
confus, tels que les râles muqueux et cré
grasse; — ganglions de l'auge très doulou
ramollis, renfermant une matière purifor
fois sécrétant et laissant suinter une ma
croûte; — œdèmes des membres et du fo
si on en fait, les sétons, si on en passe
fluide glaireux, jaunâtre, semblable au m
trent pendant les cinquième, sixième et

Terminaisons. — Bientôt dyspnée suff
difficilement explorables; — *résorptions*
sur la conjonctive, la prompte coagulatio
bondance de sa partie séreuse; — al
dixième au douzième ou quinzième jou
huitième jour, la maladie décline, les p
profondes ne tendent point à s'élargir; le
tage diminue, les ganglions de l'auge s
heureuse se fait remarquer. — Si alors d
marche de ce déclin, les animaux guérisse
— *D'autres fois*, la maladie prend le ty
tères, et reste incurable.

Altérations morbides. — *Cavités nasa*
sie; — nombreux ulcères, à bords frang
matière épaisse, caséeuse, souvent fétide
queuse, quelquefois l'ayant perforée, ainsi
dons blanchâtres, noueux, irrégulièremen
vertures gutturales, formés par des ly
malades et remplis de lymphe altérée. —
culaires, arrondis, blanchâtres, faciles à c
(pustules que nous avons signalées lors de
— Cornets et sinus renfermant un mucus
lent. — Ulcérations dans le larynx, et que

Poumons. — Tissu pulmonaire parsemé
de la grosseur d'une lentille, d'un petit po
centre, d'un rouge livide à la circonfére
ueuse, et entourés de tissu pulmonaire lou
rement la superficie du poumon. Ailleurs
mucoso-puriforme, rouge au centre, et ja
et très friable. — Lymphatiques superficie
renfermant beaucoup de mucus filant et r

Ganglions lymphatiques, sous-linguau
chiques, mésentériques, sous-lombaires, &
entourés d'une infiltration séro-sanguino
lymphe roussâtre contenue dans les utric
maculée de taches noires, formées par m
formés au centre d'une matière albumin
risation vasculaire; — œdèmes des membr
par un fluide séreux ou séro-sanguinolen

…QUE ET COMPARATIF DES MALADIES
…ES SOUS LE NOM DE MORVE.

MORVE AIGUË.

…hevaux de race distinguée, les ânes et les mulets.

…RS DE LA MALADIE.

…p; — inappétence, — grande tristesse, — yeux …ule narine, et plus ordinairement par les deux, …jaunâtre, abondant et inodore; — pituitaire tu… …rouge jaunâtre; — ganglions de l'auge empâtés, …érée; — pouls plein et fort; — engorgement des …culaires. — Cet état dure *deux à trois jours,* … *huitième.*

…dant, d'une couleur jaunâtre; — ailes du nez, …ées, douloureuses; — nasale engorgée, rouge … de pustules blanchâtres, de forme variable, …uge; — ganglions de l'auge volumineux, non … *uelquefois* éruption à la peau de petits boutons …ticulaires, douloureux, disséminés dans diverses …ement autour du nez, sur l'encolure, les côtes … membres et des enveloppes testiculaires plus …te, sifflante; — pouls petit, vite; — battemens …très grande. — Cet état dure *deux à trois jours*

…ccède des ulcérations profondes, rugueuses, ir… …rouge, quelquefois isolées, souvent réunies, et …e ulcération qui détruit la pituitaire, attaque et …cartilagineuse. — Jetage conservant les mêmes …trié de sang; — ailes du nez rapprochées; oc… …aux, rendant la respiration sifflante et suffo… …murmure respiratoire accompagné de bruits …et crépitant très humides; — toux fréquente et …ouloureux; — boutons cutanés et sous-cutanés …riforme, quelquefois rouge lie de vin; d'autres …e matière ichoreuse, se desséchant et formant … du fourreau plus considérables. — Les plaies, …passe, laissent écouler, six heures après, un …au mucus nasal. — *Ces symptômes se mon…* …*ne et huitième jours.*

…e suffocante; — ulcérations nombreuses, mais …*tions purulentes* annoncées par des pétéchies …gulation du sang retiré de la jugulaire et l'a… … — adynamie; — mort par suffocation *du* …*te jour.* — *Quelquefois le cinquième ou le* … les pustules s'affaissent, les ulcérations peu …ir; les symptômes généraux se calment, le je… …uge se dégorgent lentement; une direction …lors des moyens curatifs rationnels aident la …érissent, mais après un temps toujours long. … le type chronique, en revêt tous les carac…

…*nasales.* — Pituitaire rouge-jaunâtre, épais… …rangés, rouges et élevés, recouverts d'une …ide, occupant toute l'épaisseur de la mu… …ainsi que le cartilage de la cloison; — cor… …ment festonnés, se dirigeant vers les ou… …s lymphatiques superficiels ou profonds, …e. — Quelquefois existence de corps lenti… …s à détruire, entourés par un cercle rouge …s de la période d'augment pendant la vie). …ucus glaireux, jaunâtre, filant et sanguino… … quelquefois dans la trachée.

…é de nombreuses ecchymoses et de dépôts …itpois, faciles à écraser, d'un blanc sale au …férence, formés de matière albumino-fibri… …rouge vif et friable, occupant particuliè… …ces dépôts sont réduits en une matière …entourée de tissu pulmonaire rouge-brun …ils très gros et très nombreux; — bronches …et jaunâtre.

…aux, sous-parotidiens, pectoraux, bron… …s, des aines, gros, rouges ou rougeâtres, …olente, gorgés d'une grande quantité de …ticules de leur tissu. — Rate quelquefois … un sang boueux. — *Boutons de la peau* …ino-fibrineuse, entourée d'une belle arbo… …bres, du fourreau, des ailes du nez formés …nt.

CORYZA GANGRÉNEUX. — ENCORE APPELÉ MAL DE TÊTE DE CONTAGION. — MORVE GANGRÉNEUSE.

Attaque particulièrement les gros chevaux, ceux qui ont subi de longues fatigues, qui ont ou qui ont eu de vieilles plaies suppurantes, qui ont d'anciennes maladies de poitrine.

COURS DE LA MALADIE.

Début. — Apparition sur la pituitaire et sur la conjonctive de taches circonscrites, irrégulières, d'arborisations, de pointillemens, d'un rouge plus ou moins vif (pétéchies). — Engorgement des membres, du fourreau, du bout du nez; — pouls mou et très vite; — battemens tumultueux du cœur; — respiration presque normale; — faiblesse générale; — crins s'arrachant avec facilité; — conservation de l'appétit. — Cet état dure *deux à trois jours.*

Augment. — Taches des muqueuses plus foncées, plus étendues; — tuméfaction plus considérable du nez, s'étendant à la lèvre supérieure; — jetage jaunâtre, séreux, peu abondant; — ganglions de l'auge à l'état normal; — conjonctives (outre les pétéchies) jaunâtres et infiltrées; — œdèmes des parties déclives faisant des progrès de bas en haut, et terminés par de gros bourrelets circonscrivant l'engorgement; — absence du murmure respiratoire et matité dans la région inférieure de la poitrine, correspondant au bord inférieur du poumon; — battemens du cœur offrant les mêmes caractères; — fonctions digestives conservant l'état de santé. — *Point d'éruption cutanée.*

État. — Ramollissement; — gangrène septique locale avec destruction de la pituitaire dans les endroits renfermant le sang altéré formant les pétéchies, et alors en contact avec l'air; — odeur fétide du jetage, dont la matière est glaireuse, roussâtre et sanguinolente. — Apparition d'ulcérations nombreuses, livides, irrégulières, sans cercle rouge, succédant à la destruction gangréneuse de la nasale. — Aussitôt engorgement, empâtement des ganglions de l'auge; — gonflement considérable des ailes du nez et des lèvres, s'étendant à la face, amenant une dyspnée suffocante, occasionnant l'impossibilité de la préhension des alimens et de la mastication; — œdèmes des membres, du fourreau faisant toujours des progrès, quelquefois suintement de sérosité à leur surface; — matité, absence du murmure respiratoire s'élevant dans la région moyenne de la poitrine, et indiquant l'engouement du poumon marchant de bas en haut. — Cet état dure *quatre à cinq jours, rarement plus.*

Pendant ces trois phases maladives, et notamment pendant la dernière, le sang extrait de la jugulaire, et recueilli dans un hématomètre, se coagule en neuf à dix minutes (15 à 16 minutes état de santé); — caillot blanc, peu consistant; caillot noir, diffluent. — Sérum très abondant; — putréfaction très prompte.

Terminaisons. — Obstruction des naseaux par l'engorgement qui gagne la face, amène une dyspnée suffocante, et force à faire la trachéotomie. — Engouement des poumons plus étendu; — œdèmes dépassant les genoux et les jarrets; — pouls petit et insensible; — faiblesse extrême; — chute sur le sol; — impossibilité de se relever. — *Mort du dixième au douzième jour, rarement plus tard.* — *Quelquefois* pendant le début et l'augment, et par un traitement convenable; état stationnaire des pétéchies et des œdèmes, puis disparition successive des symptômes; — *guérison.* — *Souvent* réapparition de la maladie pendant la convalescence; — mort toujours certaine après la gangrène de la pituitaire et du poumon.

Altérations morbides. — Altérations pathologiques nombreuses et multipliées, se répétant avec les mêmes caractères dans beaucoup d'organes, étant plus nombreuses et plus profondes dans les parties en rapport avec l'air extérieur.

Cavités nasales. — Pituitaire offrant des taches occupant sa superficie ou son épaisseur; là ces taches sont d'un rouge brun, et le tissu muqueux est encore résistant; ailleurs, la teinte noire est grise foncée, et la membrane est réduite en un déliquium boueux, sale et infect. — Plus loin, des ulcérations ont succédé à cette destruction locale. Celles-ci sont profondes, rugueuses, irrégulières, situées particulièrement le long des sinus veineux de la cloison et des cornets; — infiltration des appendices des cornets, dont l'intérieur est noir et rempli de sang; — mucus sanguinolent dans les gouttières nasales et les sinus; — engorgement des lèvres, des ailes du nez, formé 1° d'un liquide séro-sanguinolent existant dans le tissu cellulaire; 2° d'une matière noire, due à la partie colorante du sang et formant des taches foncées dans l'épaisseur des tissus, et notamment des fibres musculaires.

Poumons gros, noirs, pesans, marqués de taches noires, rouges ou plombées. — Dans le tiers inférieur des deux lobes, tissu noir, friable, engoué de sang, ou bien le sang est organisé avec la substance pulmonaire, et la rend plus pesante (induration rouge). Cette altération est entourée par de la sérosité épanchée dans le tissu cellulaire interlobulaire. — Epanchemens sanguins circonscrits dans quelques parties du tissu pulmonaire; — dans d'autres endroits, ramollissemens circonscrits formant une matière noire, boueuse, répandant l'odeur fétide de la gangrène. (Véritable gangrène septique partielle due au sang altéré pendant la vie et mis en contact avec l'air dans le poumon.)

Rate volumineuse, d'un noir livide, ramollie, renfermant un sang noir comme de la boue d'encre; — quelquefois cette altération est locale et disséminée dans quelques points de la rate seulement.

Ganglions lymphatiques de l'auge, de l'entrée de la poitrine, des bronches, du mésentère, quelquefois de la région sous-lombaire, de l'aine, du fourreau, rouges, tuméfiés, gorgés de sang épanché dans leur tissu, et entourés d'une infiltration séro-sanguinolente; — ecchymoses dans le cœur, dans le canal intestinal, dans les reins, et généralement dans toutes les parties vasculaires.

Engorgement des membres et du fourreau formé par un épanchement de sérosité dans le tissu cellulaire sous-cutané et intermusculaire. — Taches noires dans l'épaisseur des muscles.

TABLEAU DES ÉPREUVES FAITES ET DE

POUR PROUVER LA NON CONTAG

Page 605 *Police sanitaire.*

ÉPOQUES.	OBSERVATEURS.	NOMBRE DE CHEVAUX soumis à la contagion.	ÉTAT DE CES CHEVAUX.	ÉPREUVE AUXQUELLES ILS ONT
1789	GODINE jeune.	8	Gros chevaux en bon état et deux poulains de 18 mois.	Ont cohabité, mangé, travaillé av pendant
1790	id.	5	Chevaux de trait en bon état.	Ont cohabité, mangé et ont été att un cheval morveux abattu à l'école d'
1794	id.	12	Chevaux de réforme.	Ont cohabité, mangé et ont été morveux pendant
1794	id.	3	Chevaux en bon état.	Ont cohabité, mangé et ont été exe pendant
1798	id.	2	Jumens bretonnes en bon état.	Ont cohabité, mangé, travaillé av troisième degré; les couvertures, bro nativement aux trois chevaux sains et tions de la matière du jetage tous les j
1806	DUPUY.	1	Cheval vigoureux et jeune	A cohabité dans une écurie basse morveux au dernier degré pendant
1809	CHAUMONTEL.	1	Poulain de 20 mois en bon état.	A vécu et cohabité avec des cheva
1809	id.	1	Cheval en bon état.	A été inoculé sur la pituitaire; pa de matière morveuse dans les naseau chevaux morveux pendant
1809	VITRY.	3	Chevaux parfaitement sains.	Ont cohabité pendant long-temps
1809	GODINE jeune	9	Chevaux en bon état.	Ont travaillé avec trois chevaux pendant
1813	MOUTONNET.	1	Jument jeune et saine.	Couverte par un étalon morveux.
1813	MOUTONNET.	1	Poulain.	Allaité par une jument morveuse;
1815	CRÉPIN.	1	Cheval âgé de 9 ans, en bon état, et de race bretonne.	A cohabité dans la même écurie veux; a mangé du son associé à du n le nez, à l'aide d'une éponge, du je morveux au troisième degré; inoc prégnées de morve du même animal.
id.	id.	1	Jument bien portante.	Inoculation d'une petite portion de rée d'un cheval abattu morveux, sur la peau.
id.	id.	1	Jument en bon état; léger catarrhe chronique.	A été mise en contact pendant un teux, a séjourné pendant deux mois veux au troisième degré qui ont été a
id.	id.	1	Cheval portant une fistule dans l'épaisseur des muscles de la jambe.	A été mis au vert avec deux chevau plus d'espoir de guérison, pendant.
1817	BULLION.	2	Poulains de 3 ans provenant de jumens morveuses.	Ont été nourris et ont cohabité p mère.
1818 1819 1820	MOREL.	1	Cheval parfaitement sain.	A cohabité, mangé, travaillé en co veux au dernier degré pendant
id.	id.	3	Jumens parfaitement saines.	Ont cohabité avec un cheval mor
id.	id.	8	Chevaux de labour bien portans.	Ont cohabité, mangé, travaillé a pendant
id.	id.	[illegible]	Chevaux de labour.	Ont séjourné avec un cheval mor dant
id.	id.	1	Cheval boiteux en bon état.	A cohabité, a mangé avec un cheu gré pendant
id.	id.	[illegible]	Chevaux de labour.	Ont cohabité avec une jument mo cette maladie, pendant
1819	Ecole d'Alfort, expériences.	1	Cheval hongre, poussif, âgé de 7 ans.	A cohabité et mangé avec trois che
id.	id.	1	Jument poussive, âgée de 7 ans.	A cohabité et mangé avec deux che
id.	id.	1	Jument de selle, 9 ans.	A cohabité avec un cheval morveux
id.	id.	1	Cheval hongre, 9 ans	A cohabité et mangé avec deux che
id.	id.	1	Jument de selle, 9 ans.	A cohabité et mangé avec sept che
id.	id.	1	Cheval de selle, 15 ans.	A cohabité avec cinq chevaux mo
id.	id.	1	Cheval de selle, 15 ans.	A cohabité avec un cheval morveu
id.	id.	1	Jument âgée de 15 ans.	A cohabité avec un cheval morveux
id.	id.	2	Chevaux âgés de 11 à 15 ans.	Ont travaillé pendant long-temps a morveux.
1819	Expériences faites à l'école de la vénerie de Turin, attribuées à M. Lessona.	1	Cheval hanovrien, âgé de 11 ans; inflammation chronique du poumon.	Introduction dans le nez, à l'aide matière du jetage de chevaux morveu dant trois mois avec des chevaux mo
id.	id.	1	Cheval hanovrien, âgé de 8 ans, très peu libre des épaules.	Même épreuve que le précédent.
1822	id.	5	Chevaux hanovriens, âgés de 8 à 12 ans.	Par trois fois introduction, à l'aide du jetage de chevaux morveux.
1827	id.	7	Chevaux hanovriens, vieux, ruinés et affectés de diverses maladies.	Introduction du virus morveux dan tampon; inoculation à l'aide de piqu lation, par incision à la peau, de la ma de sétons de chevaux morveux.
1815	GAGNE.	[illegible]	Chevaux de labour en bon état.	Ont travaillé avec des chevaux mor
1817	id	2	Chevaux de régiment.	Ont cohabité, mangé dans une inf l'un pendant trois mois, l'autre pen avec les mêmes objets.
1818	id.	1	Cheval aveugle, mais sain.	A été frotté aux naseaux avec la m de trois chevaux morveux pendant
1826	id.	1	Cheval corneur, réformé.	Introduction à différentes fois d'un séjourné pendant 18 heures dans le
1826	COSSON.	1	Poulain de 3 mois.	Né d'une jument morveuse, a été pendant
id.	id.	6	Chevaux de différens âges et en bon état.	Ont cohabité avec un cheval morv
id.	id.	Plusieurs chevaux.	id.	Ont cohabité pendant deux mois ont été ensuite harnachés avec les ha morveux au deuxième et au troisième
id.	id.	id.	id.	Ont cohabité dans une écurie avec sième degré pendant
id.	id.	8	id.	Ont cohabité avec trois chevaux troisième degré pendant
id.	id.	5	id.	Ont cohabité avec un cheval mor sième degrés pendant
id.	id.	2	id.	Ont cohabité avec des chevaux me
id.	id.	1	id.	A cohabité avec un cheval morveu
1834	Ecole de Lyon.	1	Poulain de 3 ans.	Né d'une jument morveuse, n'a des chevaux morveux pendant
1834	BEUGNOT et BERTHONNEAU.	3	Chevaux guéris de farcin bénin.	Inoculation sur deux chevaux par taire, avec le mucus nasal provena être abattu, et sur le troisième avec cheval attaqué de morve au troisième
id.	id.	2	id.	Tampon d'étoupes imprégné de jeta peau de l'encolure.
1836	GALLY.	7	Chevaux de différens âges servant au labour.	Ont été nourris, logés et ont trava morveux pendant
	TOTAL.	130		

…ES FAITS RECUEILLIS JUSQU'A CE JOUR

…GION DE LA MORVE CHRONIQUE.

…ES …T ÉTÉ SOUMIS.	DURÉE de L'ÉPREUVE.	RÉSULTATS.	TEMPS QUI S'EST ÉCOULÉ APRÈS L'ÉPREUVE.	OUVRAGES DANS LESQUELS les faits ont été puisés.
…ec quatre chevaux morveux	8 mois.	Négatif.	Restés en observation pendant plusieurs années.	Elémens d'hygiène vétérinaire.
…telés à la même voiture avec …'Alfort, pendant	4 mois.	id.	Pendant 4 mois, les cinq chevaux exposés à la contagion ont été visités à l'école d'Alfort.	id.
…exercés avec deux chevaux	2 mois.	id.	Ont été examinés pendant 18 mois après l'épreuve.	id.
…rcés avec un cheval morveux	2 mois.	id.		id.
…ec un cheval morveux au …sses, étrilles ont servi alter…t au cheval morveux; injec…jours dans les naseaux.	3 mois.	»	Mises à la culture et observées pendant plusieurs années.	id.
…et étroite avec deux chevaux	3 mois.	id.	Abattu : arrière dent molaire enfoncée dans les cavités nasales.	Dupuy, De l'affection tuberculeuse, page 454.
…ux morveux pendant	20 mois.	id.	A été revu et examiné jusqu'à l'âge de 6 ans.	Cours complet d'agriculture pratique, tome 4, page 547.
…is injections tous les jours …ux; cohabitation avec deux	2 mois.	id.	A eu un petit ulcère à l'endroit inoculé qui s'est promptement cicatrisé.	id.
…avec des chevaux morveux.	»	id.	»	Id. page 547.
…morveux au dernier degré	2 ans.	id.	»	Elémens d'hygiène vétérinaire.
	»	id.	Conservée pendant 4 ans.	Id. page 161.
…cohabitation pendant	4 ans.	id.	Conservé jusqu'à 5 ans sans aucun signe de morve.	id.
…entre quatre chevaux mor…mucus morveux; dépôt dans …tage provenant d'un cheval …ulation avec des mèches im…	2 mois.	id.	Observé pendant 7 à 8 mois; il n'a pas cessé de jouir d'une parfaite santé.	Dupuy, Affection tuberculeuse, page 433.
…e membrane pituitaire ulcé…la membrane nasale et sous	»	id.	A été examiné pendant un an.	id.
…mois avec des chevaux don…entre deux chevaux mor…abattus.	4 mois.	id.	Est rentrée dans un escadron de cavalerie, et a été vue pendant long-temps.	id.
…x morveux qui ne laissaient	2 mois.	id.	N'a pas été perdu de vue pendant plusieurs mois.	id.
…pendant six mois avec leur	6 mois.	id.	Ont été examinés après l'épreuve.	Mémoires de la Société royale d'agriculture, t. 17, p. 123.
…mmun avec un cheval mor…	2 ans.	id.	»	Traité de la morve, pages 56 et suivantes.
…eux pendant	20 jours.	id.	N'ont pas été perdues de vue pendant long-temps.	id.
…avec une jument morveuse	1 an.	id.	Examinés long-temps après.	id.
…eux au premier degré pen…	6 mois.	id.	N'ont pas été perdus de vue pendant long-temps.	id.
…al morveux au troisième de…	1 mois.	id.	id.	id.
…orveuse morte des suites de	5 semaines.	id.	id.	id.
…evaux morveux pendant	7 mois.	id.	A été tué, et n'a présenté aucune lésion qui caractérise la morve.	Recueil de médecine vétérinaire, tome 6, page 663.
…evaux morveux pendant	2 mois.	id.	id.	id.
…x pendant	3 mois.	id.	id.	id.
…evaux morveux pendant	1 mois.	id.	id.	id.
…evaux morveux pendant	9 mois.	id.	id.	id.
…veux pendant	10 mois.	id.	id.	id.
…x pendant	3 mois.	id.	id.	id.
…x pendant	2 mois.	id.	id.	id.
…avec les harnais de chevaux	»	id.	id.	id.
…de tampons flexibles, de la …x, et a séjourné ensuite pen…orveux.	5 mois d'épreuves.	id.	Trois mois après l'inoculation, il a présenté quelques symptômes de morve, tels que ulcération légère de la pituitaire, induration des ganglions; mais il a guéri spontanément.	Recueil de médecine vétérinaire, tome 4, page 322.
	5 mois.	id.	Mêmes symptômes, même résultat.	id.
…e de tampons, de la matière	5 mois.	id.	id.	id.
…ns les cavités nasales avec un …res sur la pituitaire; inocu…atière puriforme provenant	2 à 5 mois.	id.	id.	id.
…rveux pendant	3 mois.	id.	Vus un mois après parfaitement sains.	Journal pratique, tome 1, page 312.
…erie de chevaux morveux, …dant un an; ont été pansés	3 mois et 1 an.	id.	Ont été examinés trois années après l'épreuve.	id.
…atière du jetage provenant	15 jours.	id.	Réformé long-temps après l'épreuve.	id.
…tampon d'étoupes qui avait …ez d'un cheval morveux.	»	id.	A été vu et examiné long-temps après l'expérience.	id.
…llaité et a cohabité avec elle	3 mois.	id.	A été conservé pendant 3 ans.	Journal pratique, tome 1, page 421.
…eux pendant	3 mois.	id.	Ont été vus pendant long-temps.	id.
…avec des chevaux morveux, …mais provenant d'un cheval …e degré, pendant	2 mois.	id.	»	id.
…un cheval morveux au troi…	8 jours.	id.	»	id.
…orveux au deuxième et au	3 mois.	id.	»	id.
…eux au deuxième et au troi…	6 mois.	id.	»	id.
…rveux pendant	1 mois.	id.	»	id.
…x et chancré.	»	id.	A été revu pendant 18 mois.	id.
…ns cessé de cohabiter avec	3 ans.	id.	»	Recueil, tome 11, p. 514.
…quatre piqûres sur la pitui…t d'un cheval désigné pour …du mucus provenant d'un …degré.	»	id.	Ulcération de la pituitaire aux endroits piqués; léger engorgement des ganglions de l'auge; guérison complète sans aucun soin.	Id. tome 12, page 246.
…tage morveux placé sous la	»	id.	Développement de petites glandes dans l'auge qui disparaissent promptement chez l'un; aucun effet chez l'autre.	id.
…illé avec plusieurs chevaux	3 mois.	id.	Ont été vus et examinés long-temps après.	Traité de la morve, 1836.

www.ingramcontent.com/pod-product-compliance
Ingram Content Group UK Ltd.
Pitfield, Milton Keynes, MK11 3LW, UK
UKHW022118260726
13993UKWH00003B/1094